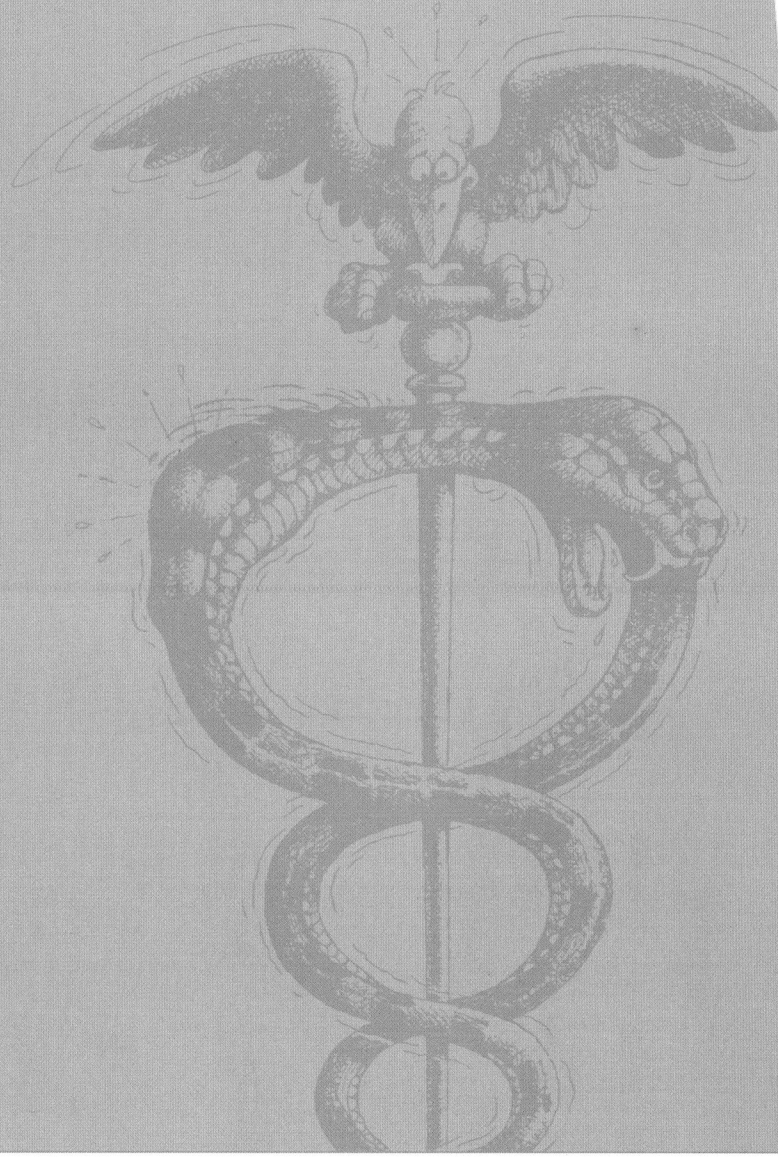

À notre santé !

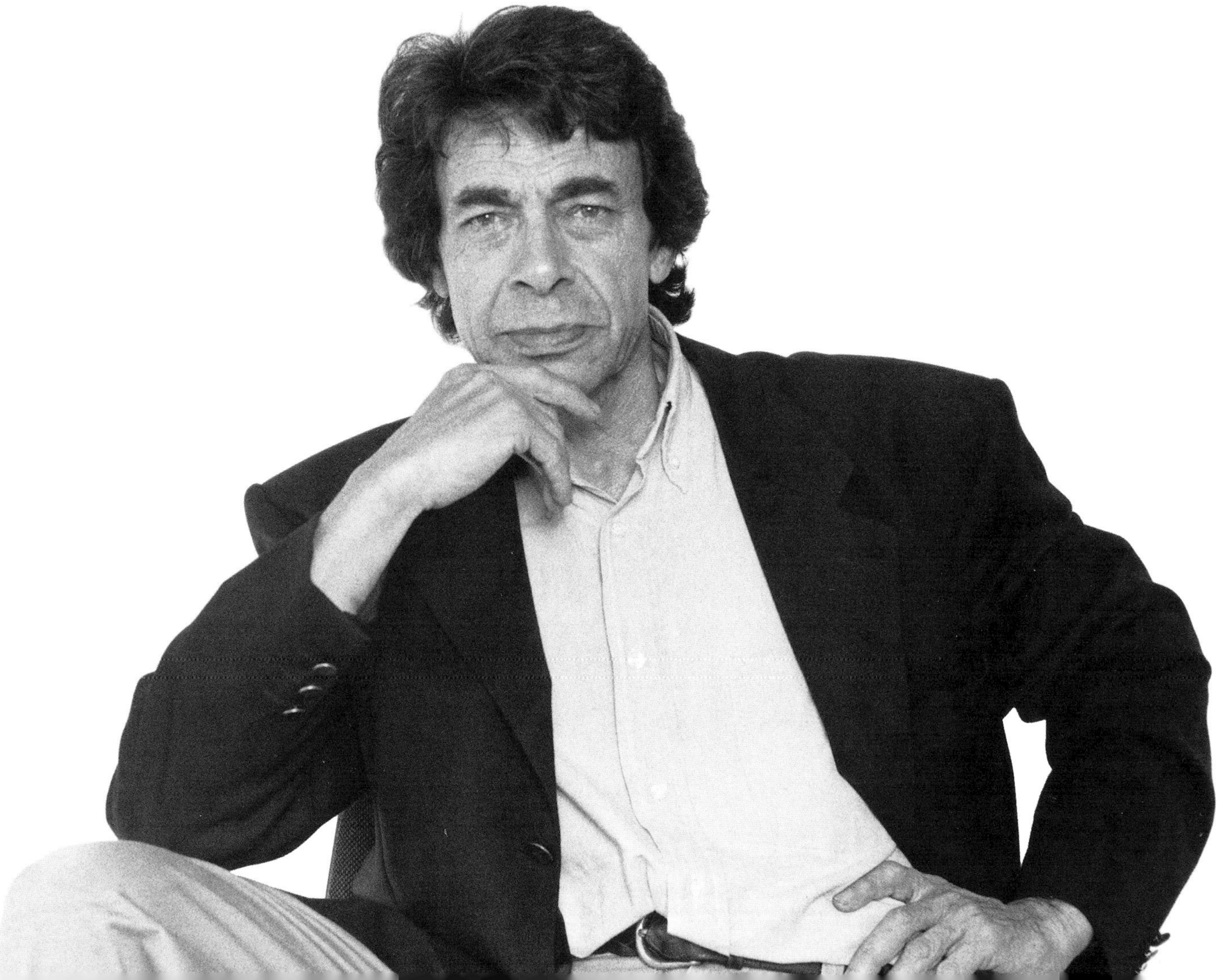

SERRE

DICO DES MAUX

Traitements et remèdes

TOME 1

DÉFINITIONS BAROQUES DE SOULAS

PRÉFACE DE FRÉDÉRIC DARD

Glénat

PRÉFACE

Frédéric Dard

Des années durant j'ai pratiqué la chasse au "Serre".
C'est un sacré gibier, difficile à forcer. J'envoyais des rabatteurs qui ne rabattaient rien et lançais des messages qui jouaient au boomerang.
Je m'apprêtais à publier une annonce dans "le Chasseur Français" lorsqu'un compagnon de bonne fortune m'annonça qu'il avait débusqué cet humanoïde légendaire.
Je pensais avoir atteint mon but, mais je m'aperçus vite qu'une partie du chemin seulement était faite.

Suivirent alors des contacts interrompus sitôt qu'établis ; des brouillons de projets de rencontre ; des rendez-vous incertains; des attentes angoissées avant le grand moment.

Dans l'intervalle, j'avais été invité à plusieurs reprises par le Président de la République, Sa Majesté Hassan II, quelques Académiciens français, et reçu en audience privée par le Pape Jean-Paul II, vétilles qui calmèrent tout juste mon impatience.

Et puis : le jour de gloire !
Lui, enfin !
Le Yéti !
D'ailleurs, il lui ressemble ; en plus velu !

Maintenant que je suis enfin devenu son ami d'enfance, je me demande pourquoi le créateur a donné une enveloppe si sombre à une âme si blanche !

Celle de Claude Serre est un lys enfermé dans un sac d'anthracite.

Cet homme dessiné à l'encre de chine est merveilleusement limpide. Regard d'épagneul navré de n'avoir pas retrouvé le faisan foudroyé, sourire à fortes lèvres faites pour la gouaille et pour l'amour, mélancolie endémique tempérée de fatalisme ; il appartient à la race de ceux qui n'ont pas besoin d'être là pour être présents.

Son élocution lente le pousse à raconter des histoires interminables. Il ne fume qu'une cigarette à la fois, ne boit qu'une bouteille de Ricard par semaine, et abandonne une tablée d'amis au milieu du repas pour aller refaire un dessin qui ne le satisfait pas.

Autre détail de quelque importance : il est l'un des quatre ou cinq meilleurs dessinateurs-humoristes de France et de la Communauté Européenne. Si je me laissais aller, j'écrirais qu'il est le premier, mais je déteste faire de la peine aux gens.

Chacun de ses albums est un chef-d'œuvre. Son trait est celui d'un Maître, son esprit est corrosif, et la poésie pousse au milieu de sa Comédie Humaine comme les fleurettes printanières sur le remblai des voies ferrées.

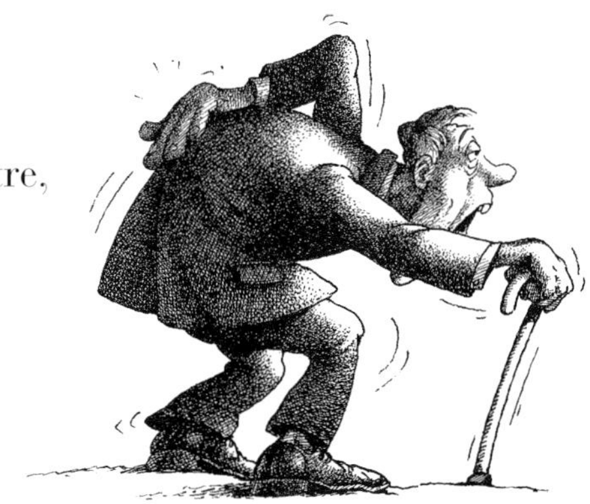

ANESTHÉSIE

"Privation générale ou partielle de la faculté de sentir" (**Littré**).

Il existe trois formes d'anesthésies :

- L'anesthésie générale, le patient étant entièrement inconscient.
- L'anesthésie locale, agissant sur une certaine partie du corps.
- L'anesthésie topique, qui ne concerne que la zone visée par les soins.

L'anesthésie est une prémédication administrée par un anesthésiste.
Mais traiter cet anesthésiste de prémédecin paraît assez aventureux, surtout juste avant l'opération.

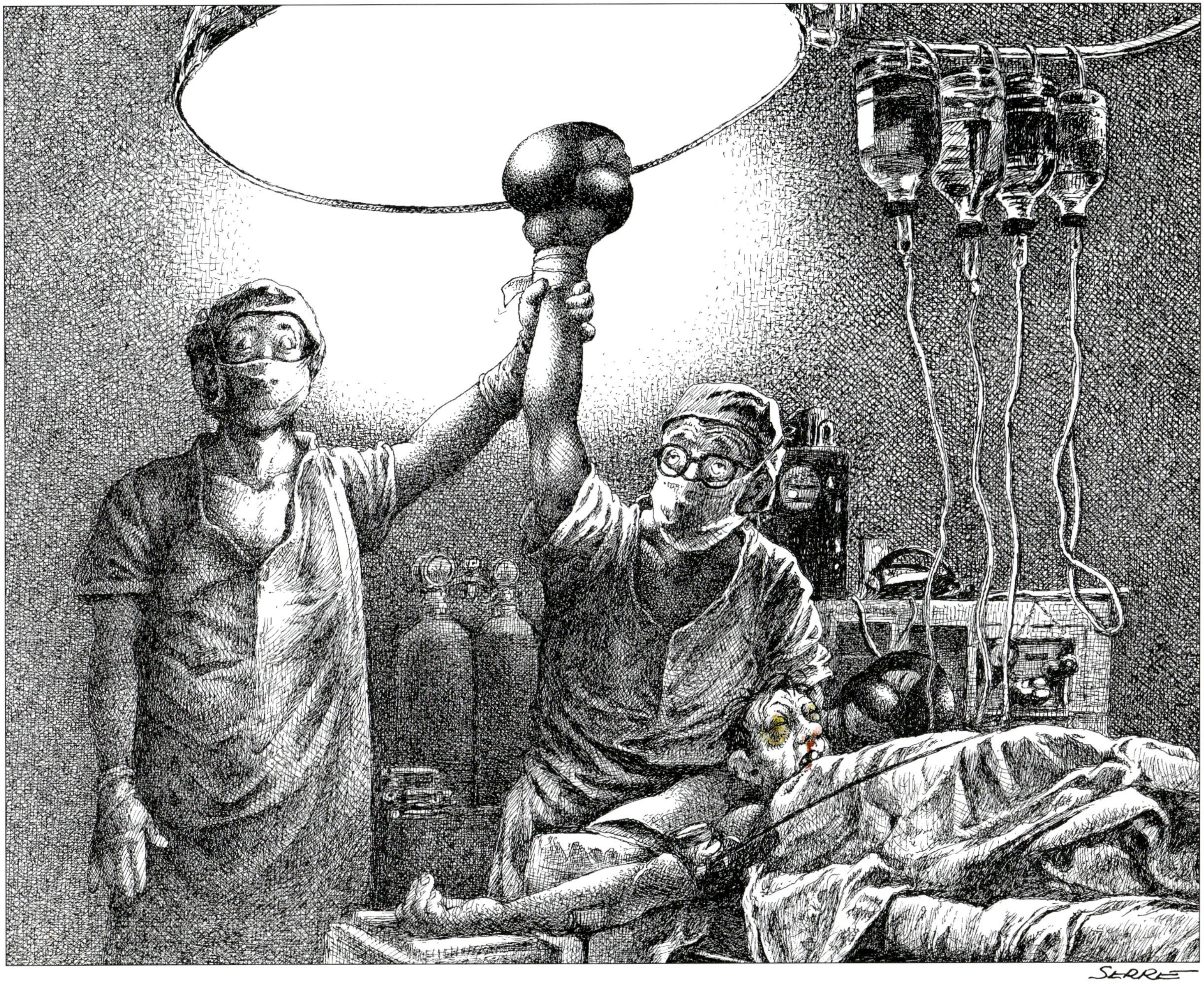
SERRE

ANOREXIE

Ce manque cruel d'appétit, aux conséquences parfois dramatiques, ne semble pas seulement lié à la qualité de la cuisine offerte.
Peut-être faut-il en chercher la cause dans la lenteur du service, dans la propreté équivoque de la vaisselle et des toilettes, dans le prix hyperbolique du menu ou dans la beauté passablement atténuée du serveur.
Avant tout autre traitement, il convient de changer de restaurant.

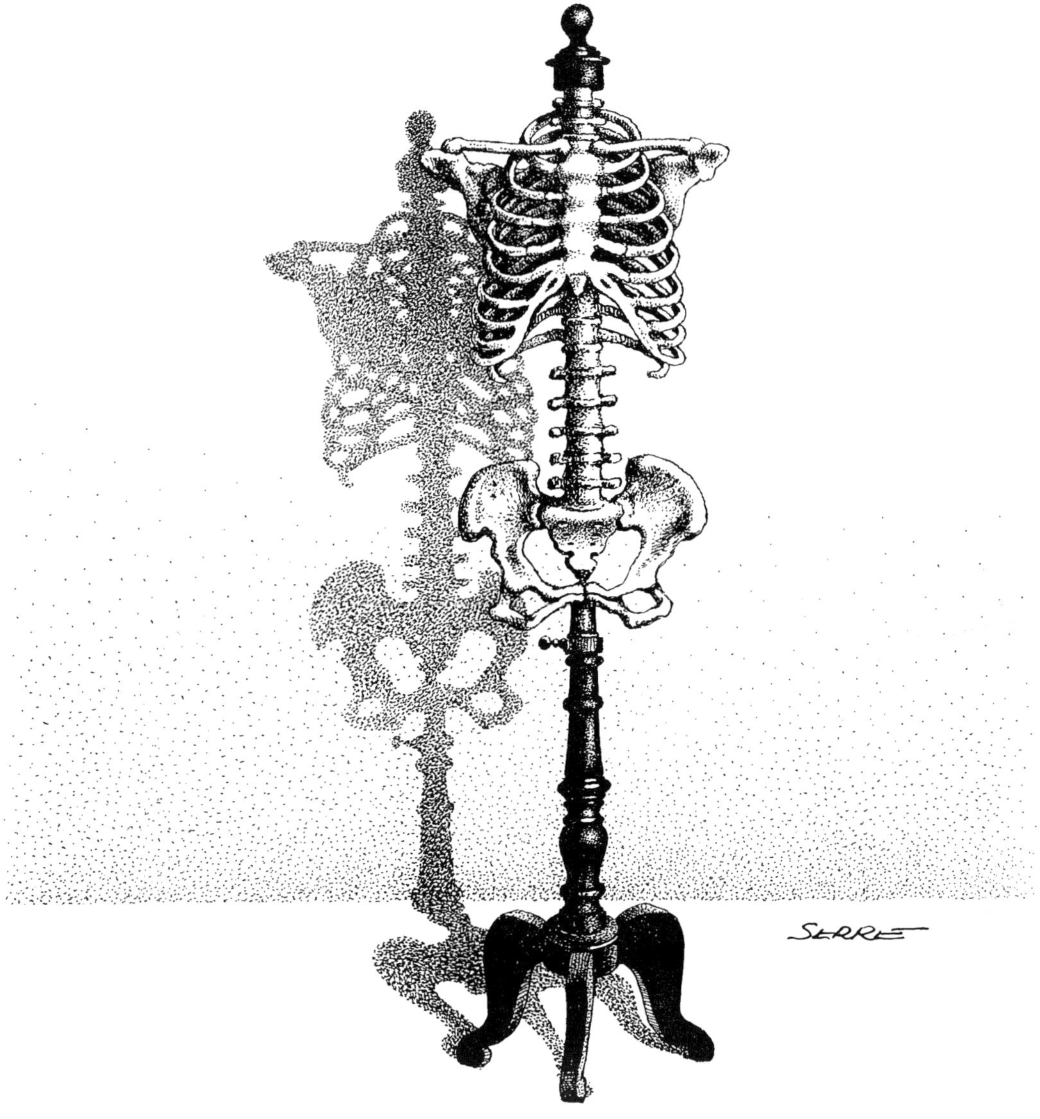
SERRE

ANGIOME

(**Pop : Tache de vin**)

Ne portez pas de suite votre bébé chez le teinturier.
Cette tache rouge ou violacée est fréquente chez le nouveau-né.
Elle s'estompe et disparaît avec le temps. Sinon, un traitement au laser l'effacera définitivement.
Cela n'a rien à voir avec l'alcoolisme des parents ou des ancêtres.
Alors pourquoi se priver ?

A votre santé !

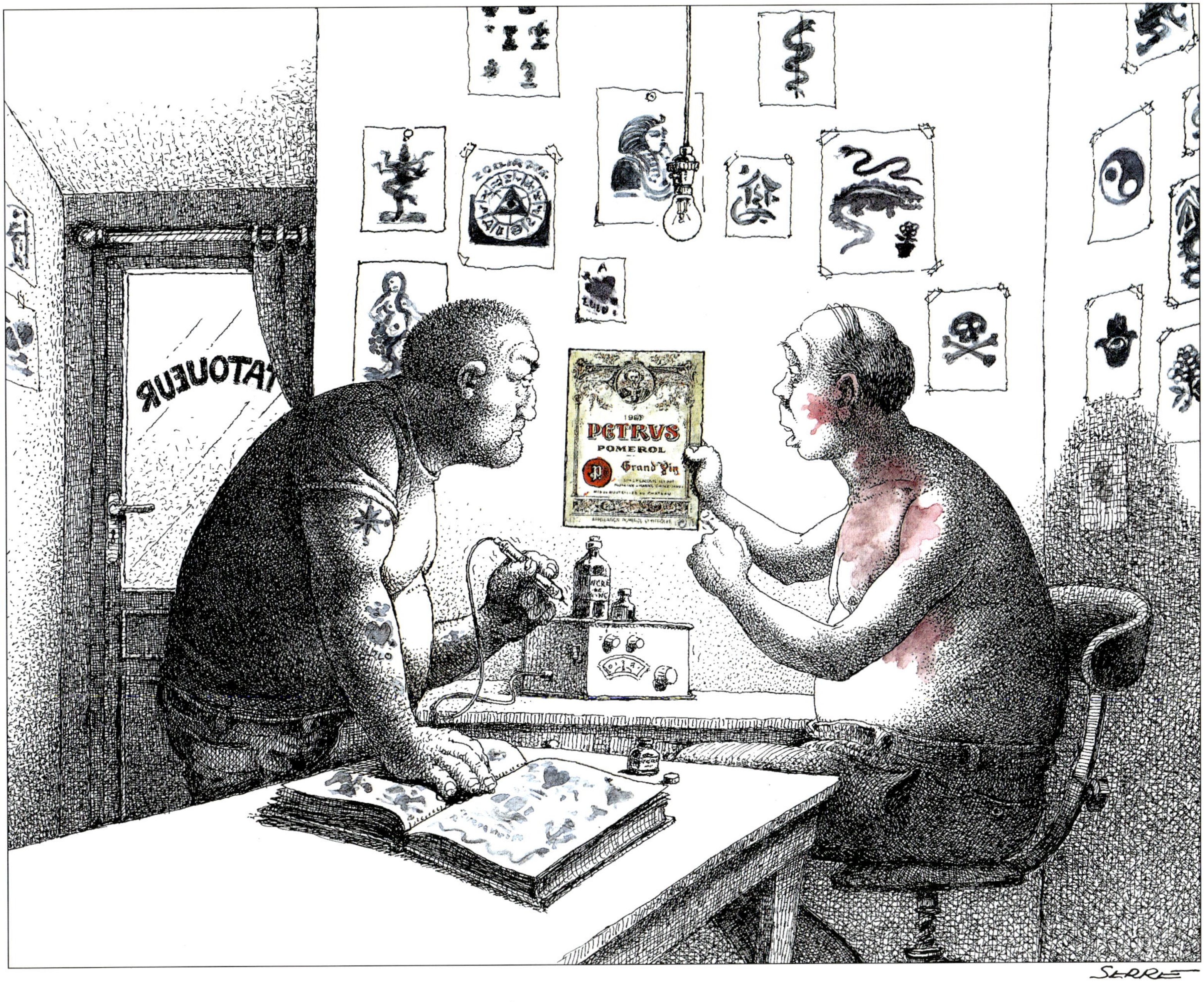
TATOUEUR
PETRUS
POMEROL
Grand Vin
SERRE

APHONIE

Cette affection du larynx, et - ou - des muscles qui le concernent, est une des plus sympathiques qui soient.
Quelles longues soirées tranquilles, au côté de l'autre qui ne peut exprimer un son, devant une télévision où le gominé présentateur reste muet face à ses invités, frappés eux aussi d'aphonie. Et cette cantatrice qui ne peut sortir une note...

Vous voudriez un médicament contre cela ?!

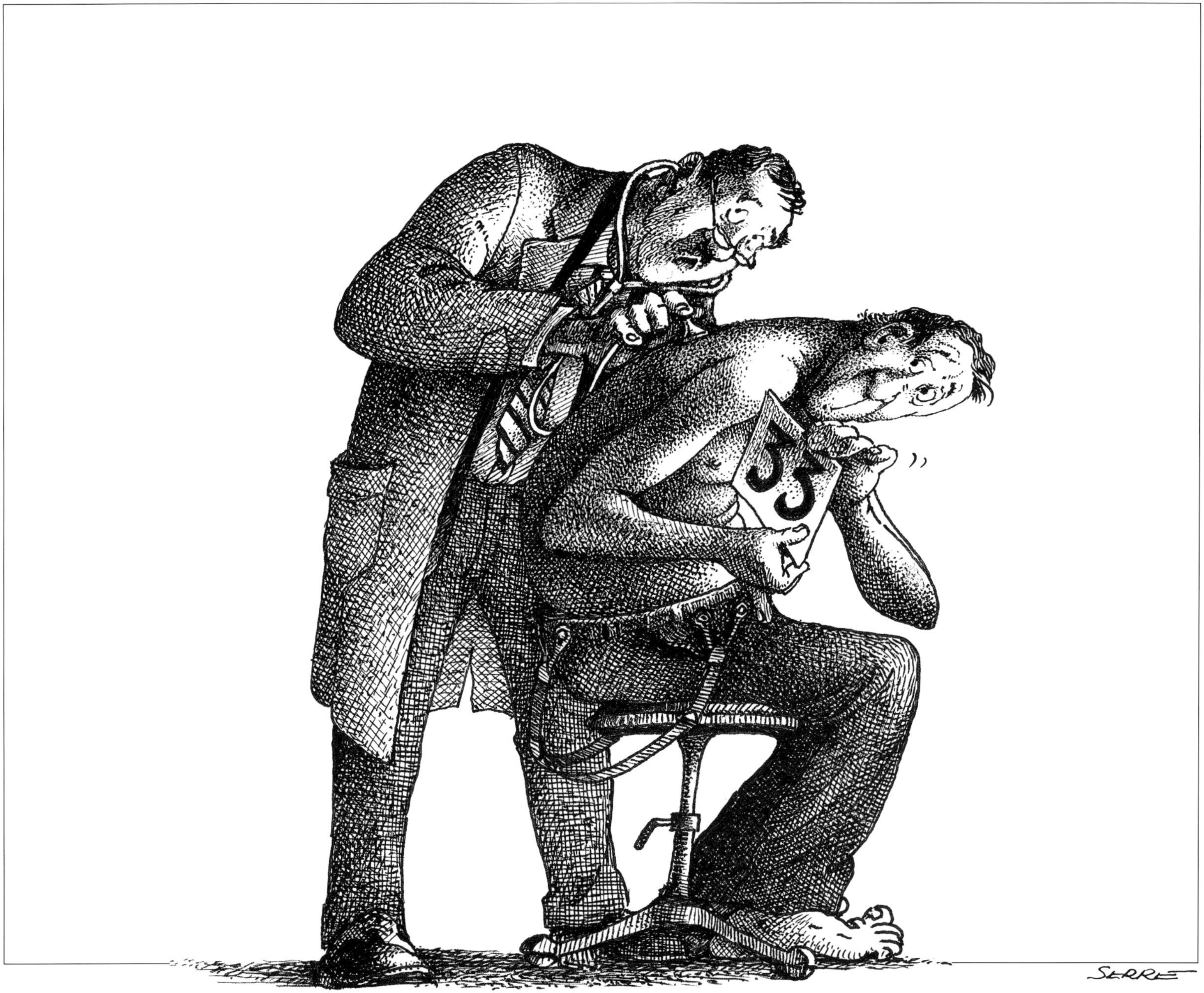
33
SERRE

ASEPSIE

Non, cela n’a rien à voir avec un combat quelconque contre Freud ou Lacan (assez, Psy !)

À moins que l’on ne prenne Freud ou Lacan pour des microbes.

Mais il convient de rester prudent face à cette hypothèse.

L’asepsie s’exerce en salle d’opération, ou à l’égard des brûlures ou des blessures importantes.

C’est une lutte farouche, constante, impitoyable et résolue contre les microbes.

Toutes les armes sont bonnes. Toutes les ruses sont acceptées. À la fin de la journée on compte les scalps.

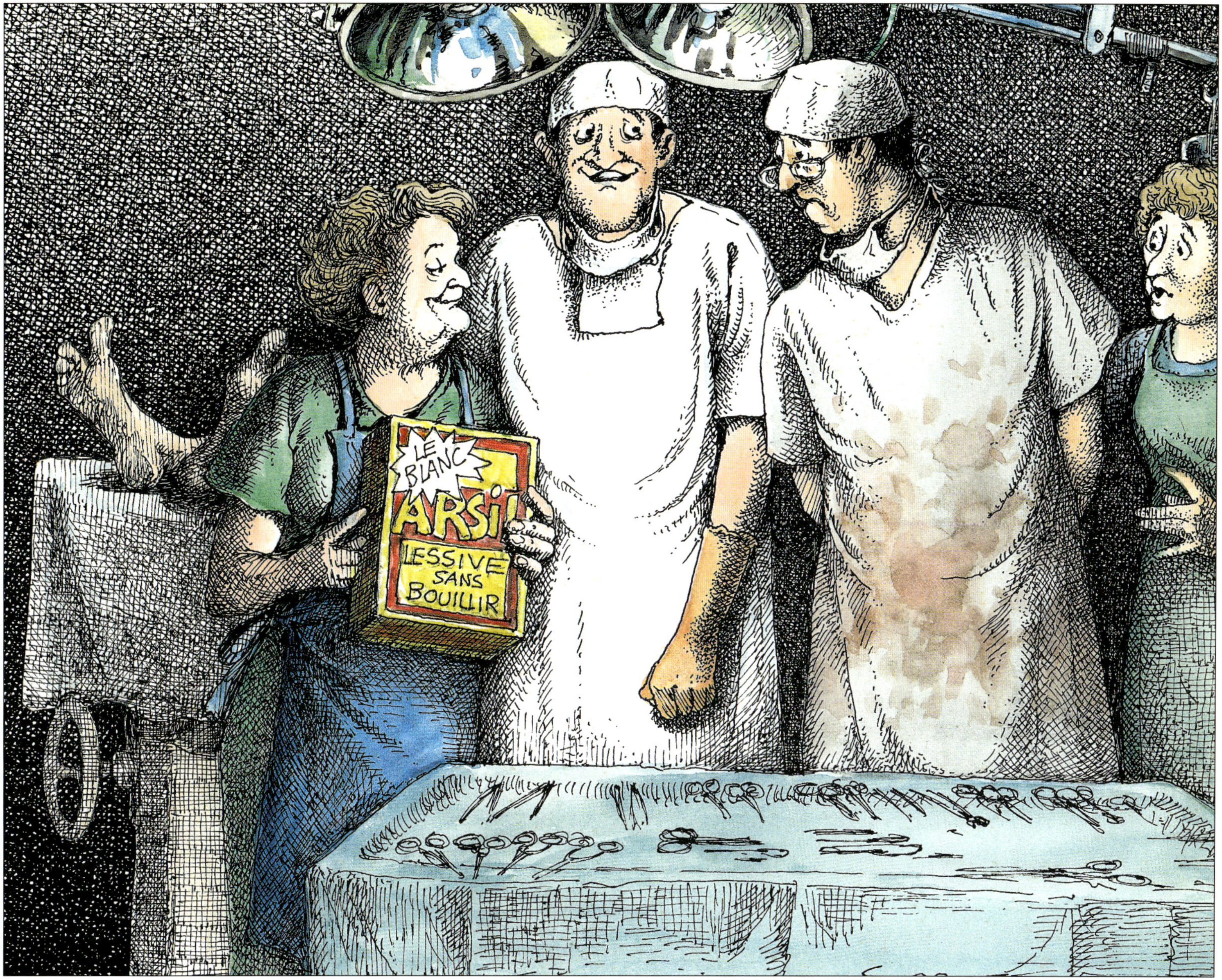

SERRE

CONSTIPATION

On musarde, on laisse passer le temps à des occupations futiles, on traîne avec les filles, on boit des pots avec les copains, on baye aux corneilles et les heures défilent et, vlan, les selles ont durci.
Discourir alors pour savoir si elles sont atoniques, spasmodiques ou dyschésiques sera une nouvelle perte de temps avec un tassement encore plus dense des matières fécales dans le côlon.
Des traitements, suppositoires à la glycérine, lavements, huile de paraffine, son, etc. viennent parfois au secours des défécations douloureuses.
Mais, de toute façon, il faut pousser avec obstination et méthode.

Je sais, c'est dur.

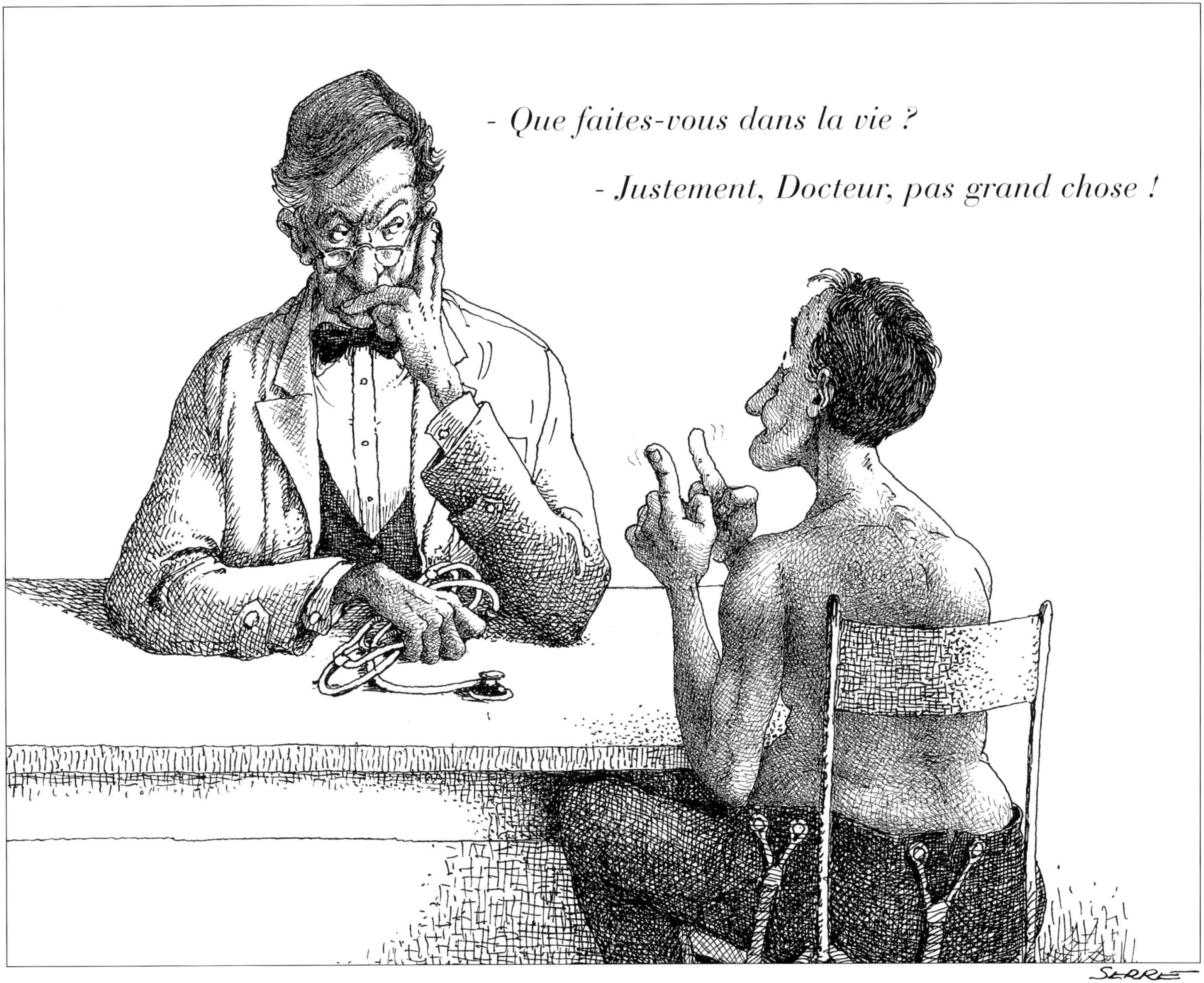
- Que faites-vous dans la vie ?
- Justement, Docteur, pas grand chose !
SERRE

DIARRHÉE

Les causes très diverses de la diarrhée ne sont pas d'une grande distraction face à la gêne que procure cette fréquence abusive de selles soit pâteuses, soit tout à fait liquides.

Des fièvres peuvent compléter ce tableau dramatique.

La diarrhée est un symptôme et non une maladie.

Ce symptôme, donc, a l'amusante particularité d'être juste le contraire exact de la constipation.

(voir "Constipation")

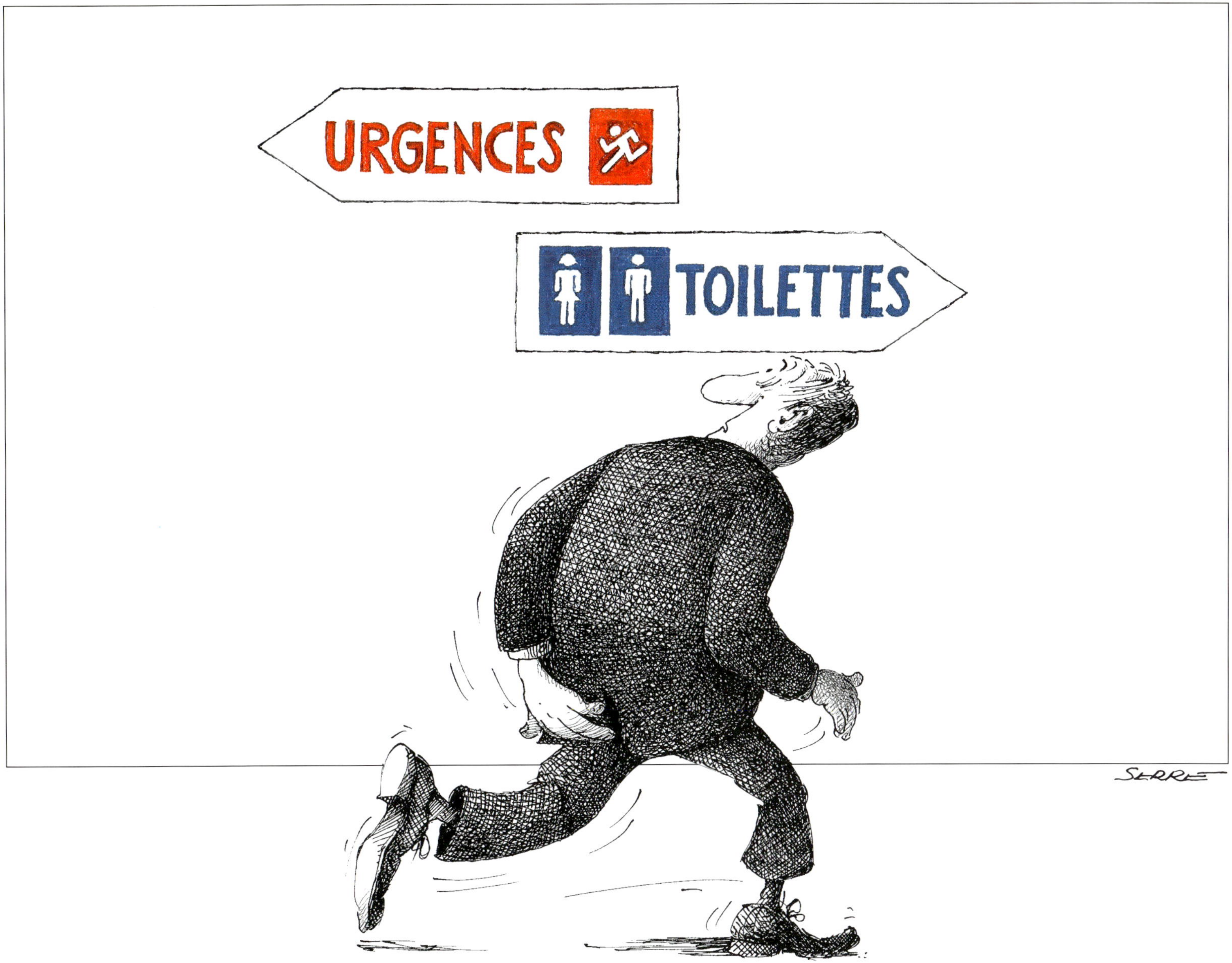
URGENCES
TOILETTES
SERRE

DOULEURS DORSALES

La colonne vertébrale a beau avoir une structure en forme de ressort, il ne faut pas trop lui en demander en matière de soulèvements, arrachements, étirements, contorsions, reptations, ondulations, torsions, danses, trémoussements, rotations, transports et déménagements, branles et manœuvres convulsives.

Si les douleurs perdurent au niveau du ressort en question, une visite s'impose chez votre garagiste.

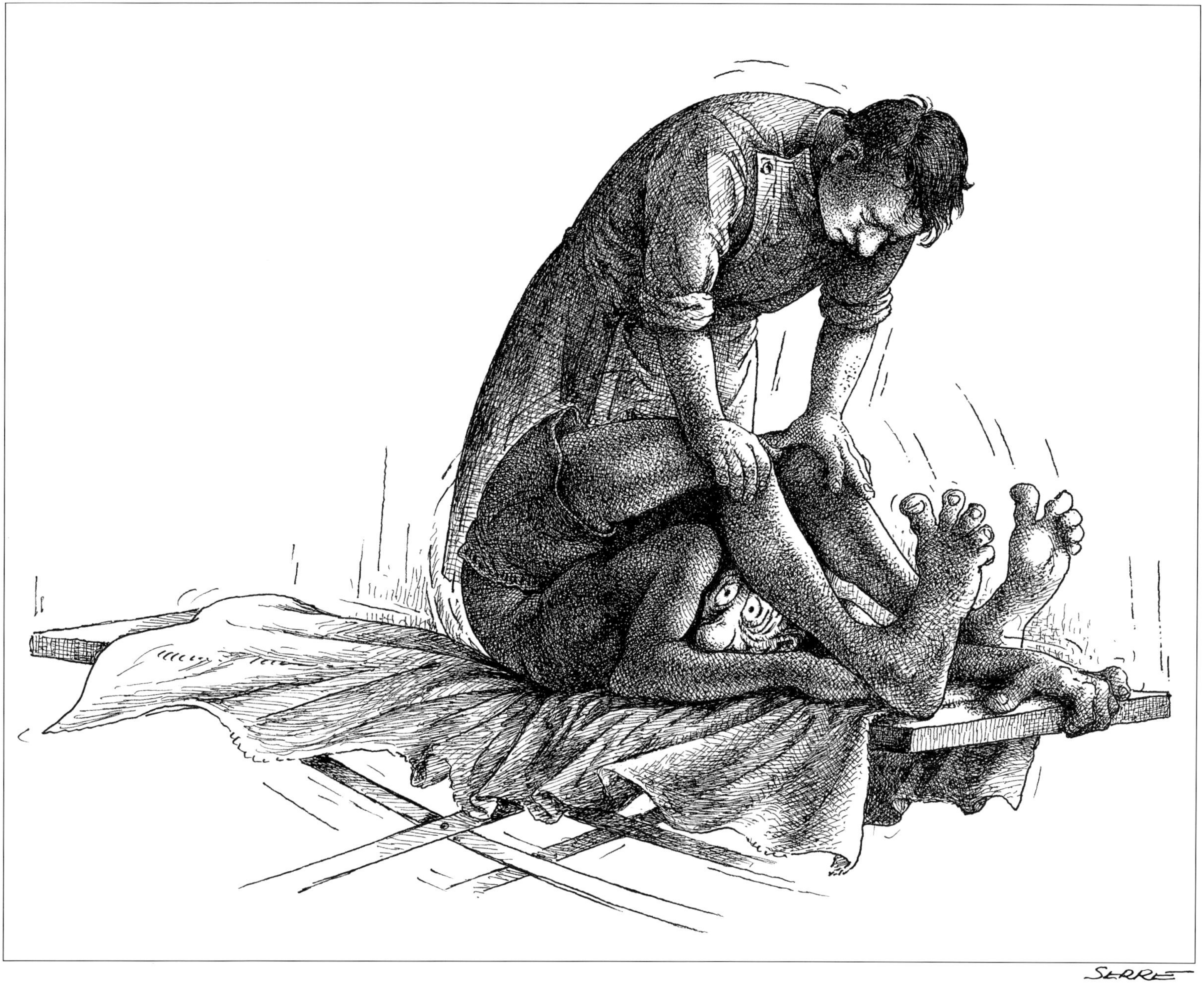
SERRE

DYSPEPSIE

Digestions difficiles, intoxications chroniques, flatulences, mauvaise haleine, renvois gastriques...

Nous vous le disons, on mange trop ! Bien sûr, les dyspepsies ont parfois d'autres raisons. Mais la principale est que l'on mange trop ! Si vous ne tenez pas à vivre comme un intouchable des Indes, comme un Africain du Rwanda ou comme un gosse sur son tas d'ordures à Bogota, soyez un dyspepsique heureux et flatulez en silence, conscient de votre privilège.

Bon appétit !

- Je sens une certaine aigreur dans vos propos !...

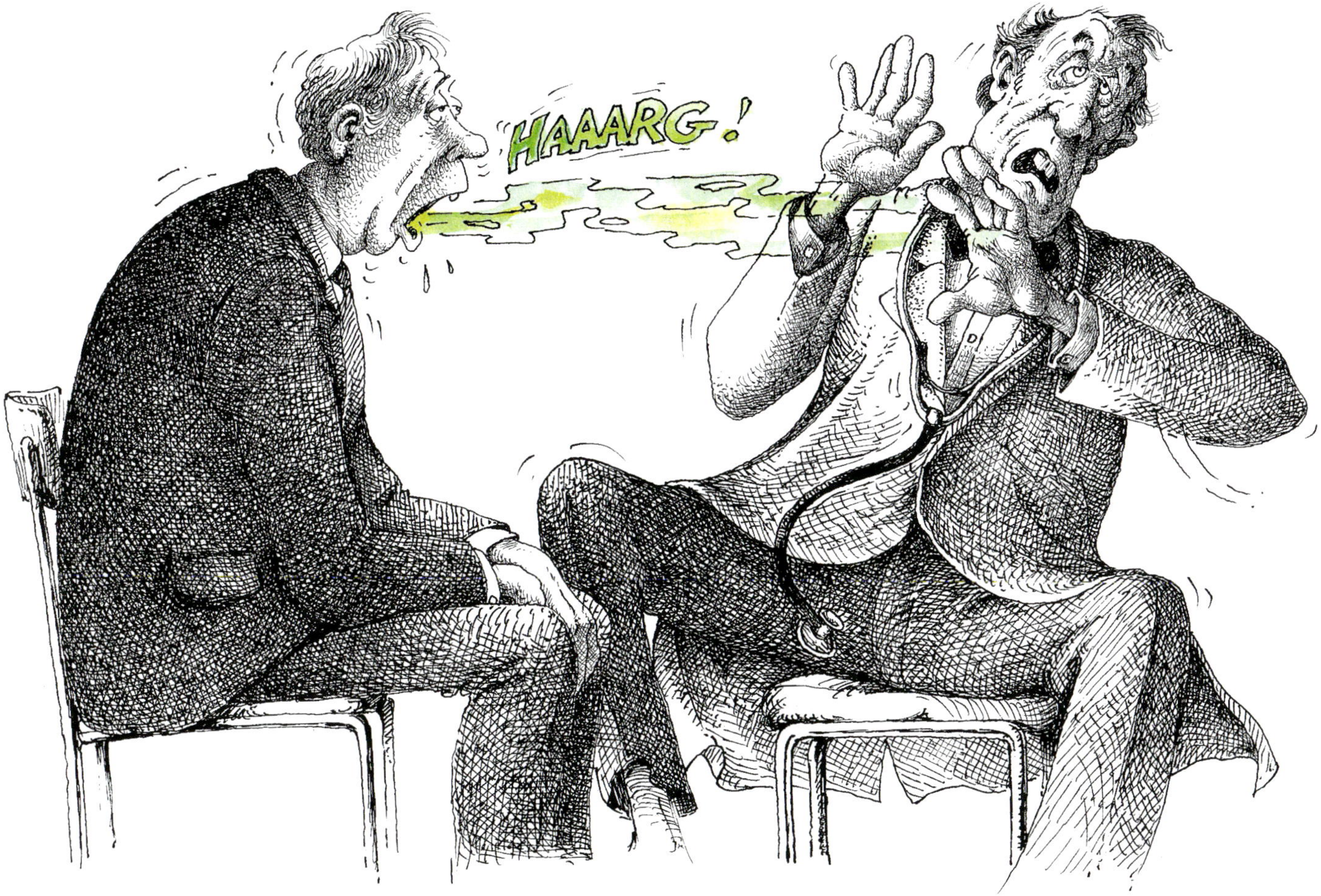

SERRE

ERUCTATION

On voit les grands-parents, puis tata et tatie, et l'oncle Alfred, et la grande sœur, et bien sûr papa et maman rire d'aise quand bébé a fait son rôt.

Quelques instants après, pépé rote bruyamment à la lisière d'un silence gêné.

Cependant il s'agit du même phénomène, soit répugnant chez le pépé, soit charmant chez le bébé : une expulsion bruyante par la bouche de gaz, d'air ou d'acide contenus dans l'estomac, est due à une ingestion d'air ou à une nourriture trop rapide.

Ce n'est ni une maladie ni même un symptôme. Seulement une habitude que chacun peut qualifier comme il l'entend.

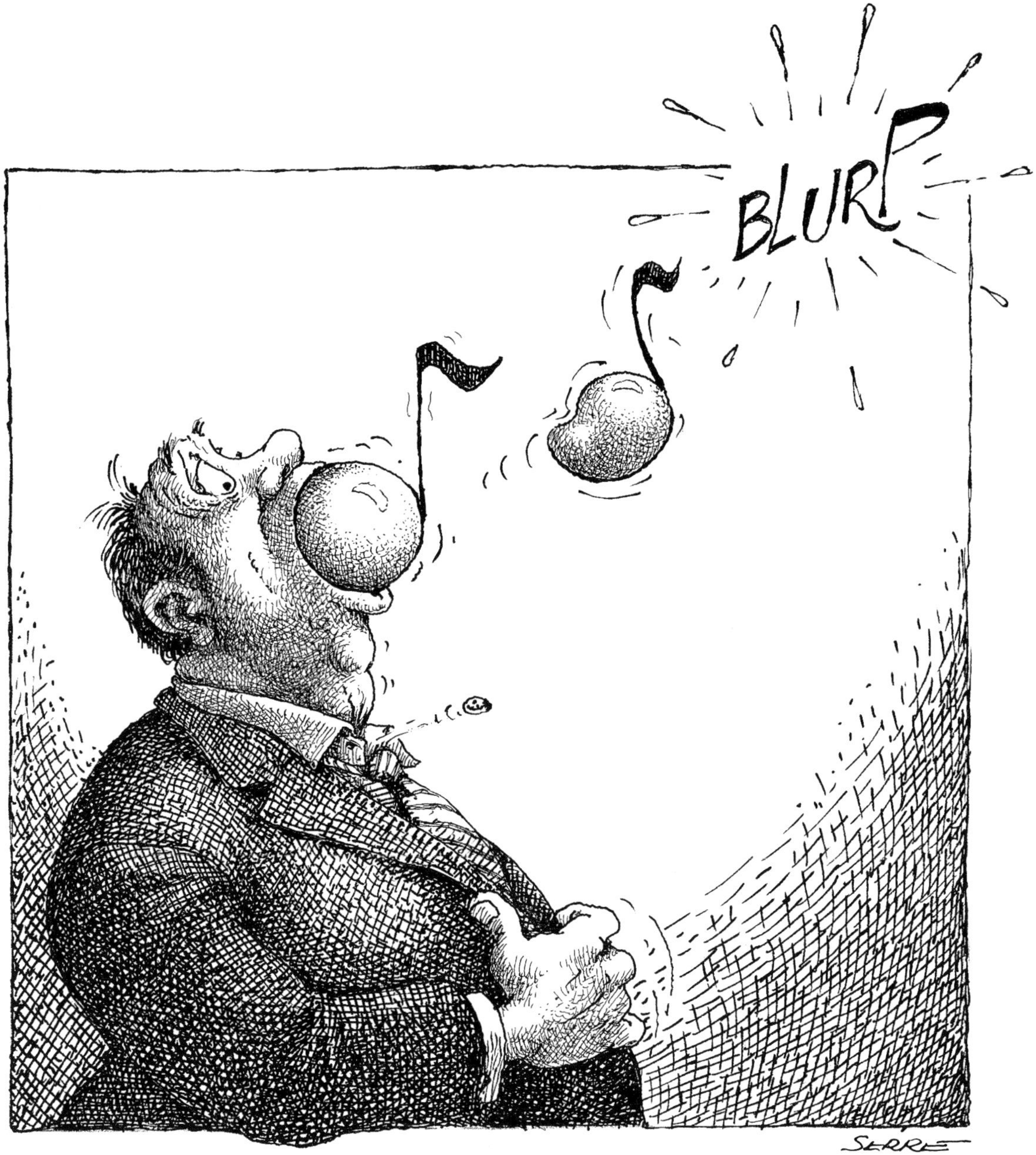
BLURP
SERRE

ÉRUPTION CUTANÉE

Tout cela est bien superficiel : de petits phénomènes apparaîssent à la surface de la peau, des taches rouges avec ou sans éléments figurés, avec ou sans fièvre, sur n'importe quelle partie du corps.

Les causes en sont multiples, virales, infectieuses, allergiques, psychosomatiques ou esthétiques. Les traitements aussi.

Une question, très importante, primordiale, se pose : “est-ce que cela vous chatouille ou est-ce que cela vous gratouille ?”

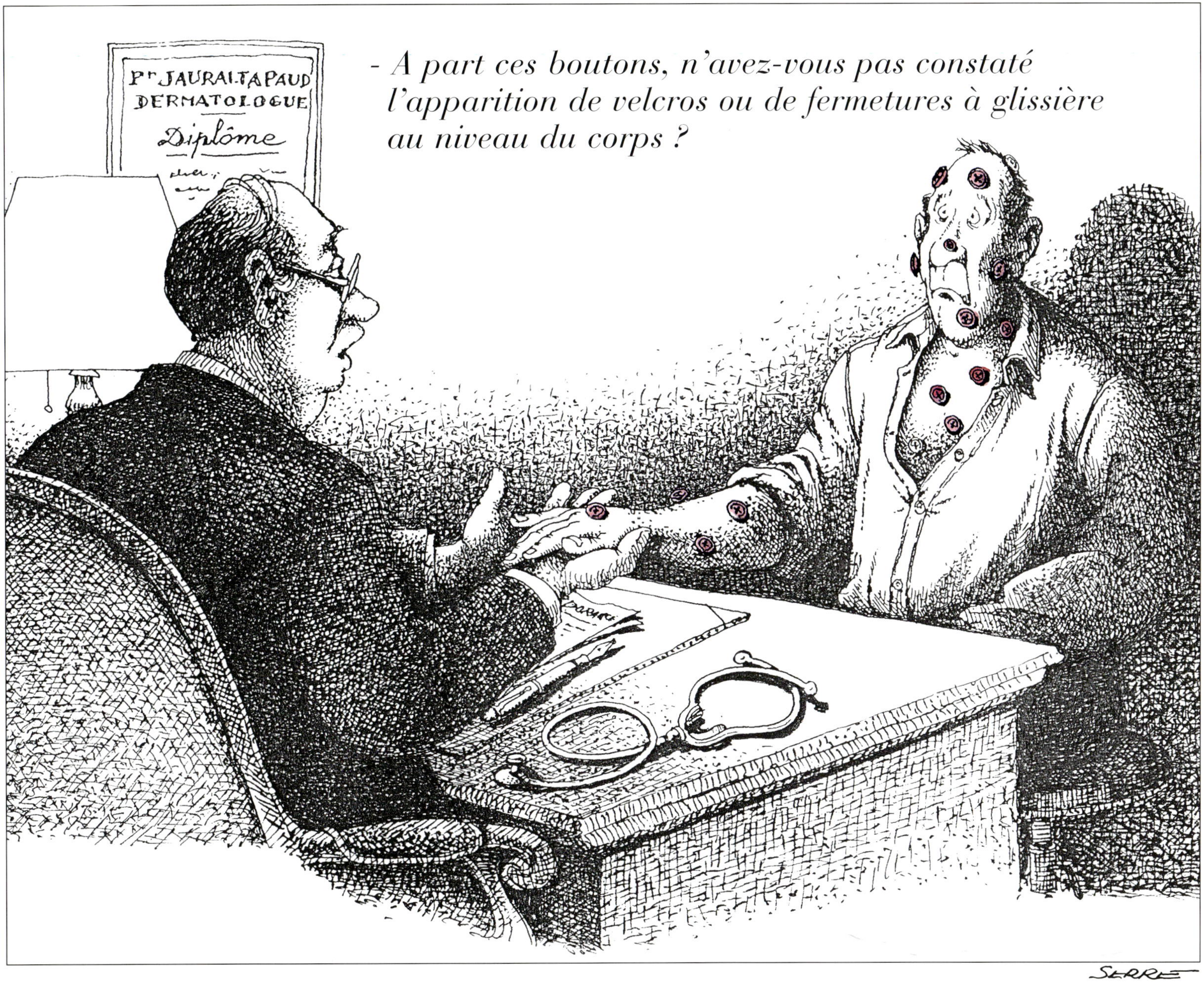
Pr JAURAITAPAUD
DERMATOLOGUE
Diplôme
- A part ces boutons, n'avez-vous pas constaté l'apparition de velcros ou de fermetures à glissière au niveau du corps ?
SERRE

FLATULENCES

Parfois, les gaz s'accumulant dans le tube digestif provoquent un ballonnement.
Leur expulsion par la voie anale se révèle souvent nauséabonde et bruyante, hélas!
Cette dyspepsie, peu grave en fait, est curieusement très déconsidérée au niveau social.

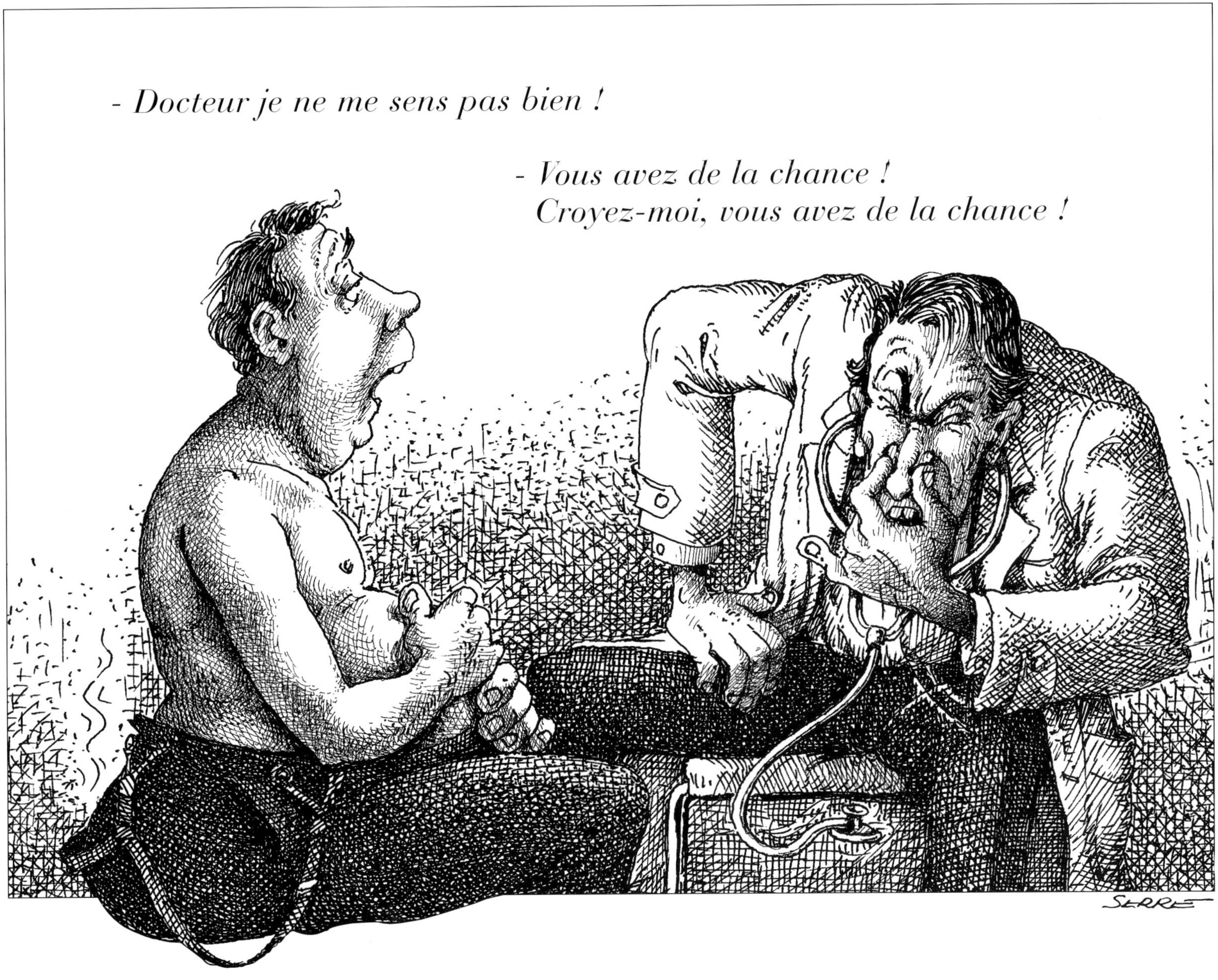
- Docteur je ne me sens pas bien !
- Vous avez de la chance !
Croyez-moi, vous avez de la chance !
SERRE

GONOCOQUE

Microbe responsable de la blennorragie, une maladie vénérienne bien ennuyeuse qui s'attrape, comme chacun sait, principalement sous la douche ou sur la cuvette des W-C.
Ce microbe ressemble donc fortement à un pachyderme d'Afrique.
En se promenant, il racle le canal de l'urètre avec ses longues défenses.
Ceci explique les douleurs et les sensations de brûlure que l'on ressent sous l'emprise de cette ennuyeuse maladie quand on urine.
Les antibiotiques sont le principal ennemi de l'éléphant d'Afrique.

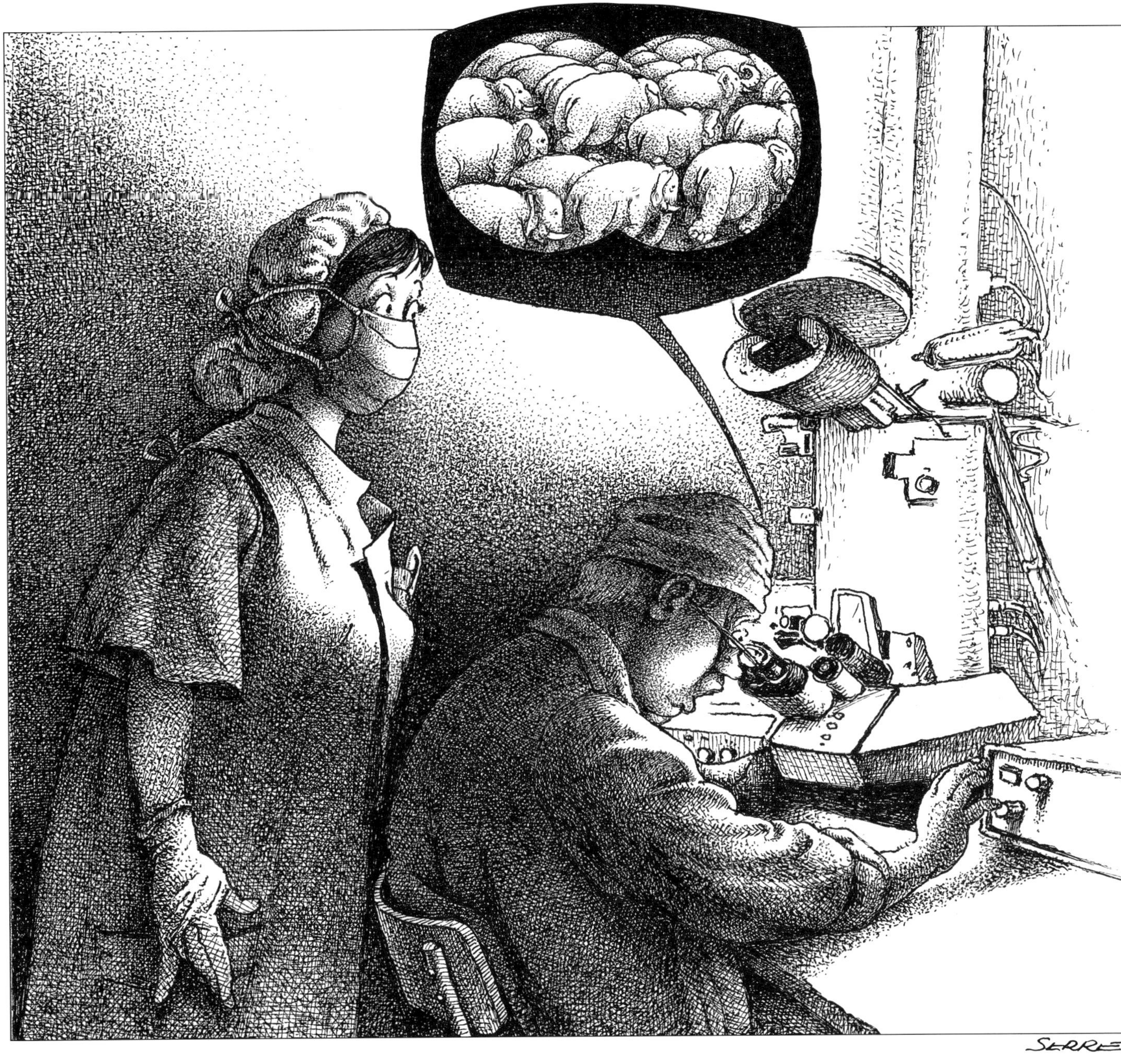
SERRE

HÉMORROÏDES

Peu de problèmes sont aussi délicats à traiter que les hémorroïdes. Cette dilatation des muqueuses anale et rectale est très douloureuse et passablement ridicule.

Comme dans l'enseignement laïc ou religieux, il en est de deux sortes :

- les externes, hors du sphincter anal.
- les internes, qui n'ont pas le droit de sortir.

Si le traitement médical s'avère inefficace, une intervention chirurgicale s'impose.

Assez fin comme sujet de conversation.

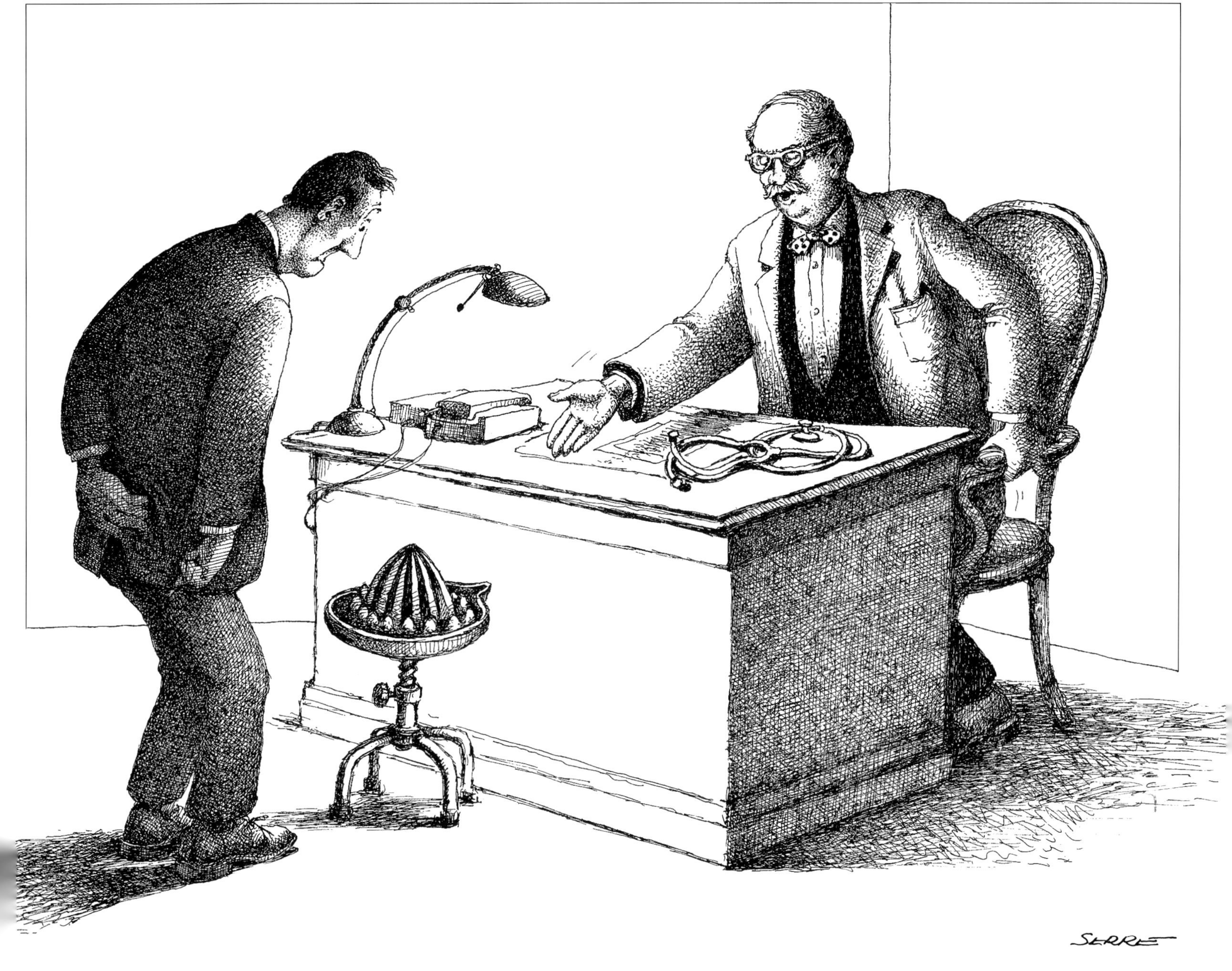
SERRE

HYPERTROPHIE MAMMAIRE

Augmentation anormale (il existe par ailleurs des augmentations normales) du volume d'un organe.
L'hyperplasie, comme ils disent, consiste en une prolifération hyperbolique, immodérée, superfétatoire et outrecuidante des cellules.
Remarquons que certaines hypertrophies sont appréciées de façon excessive.

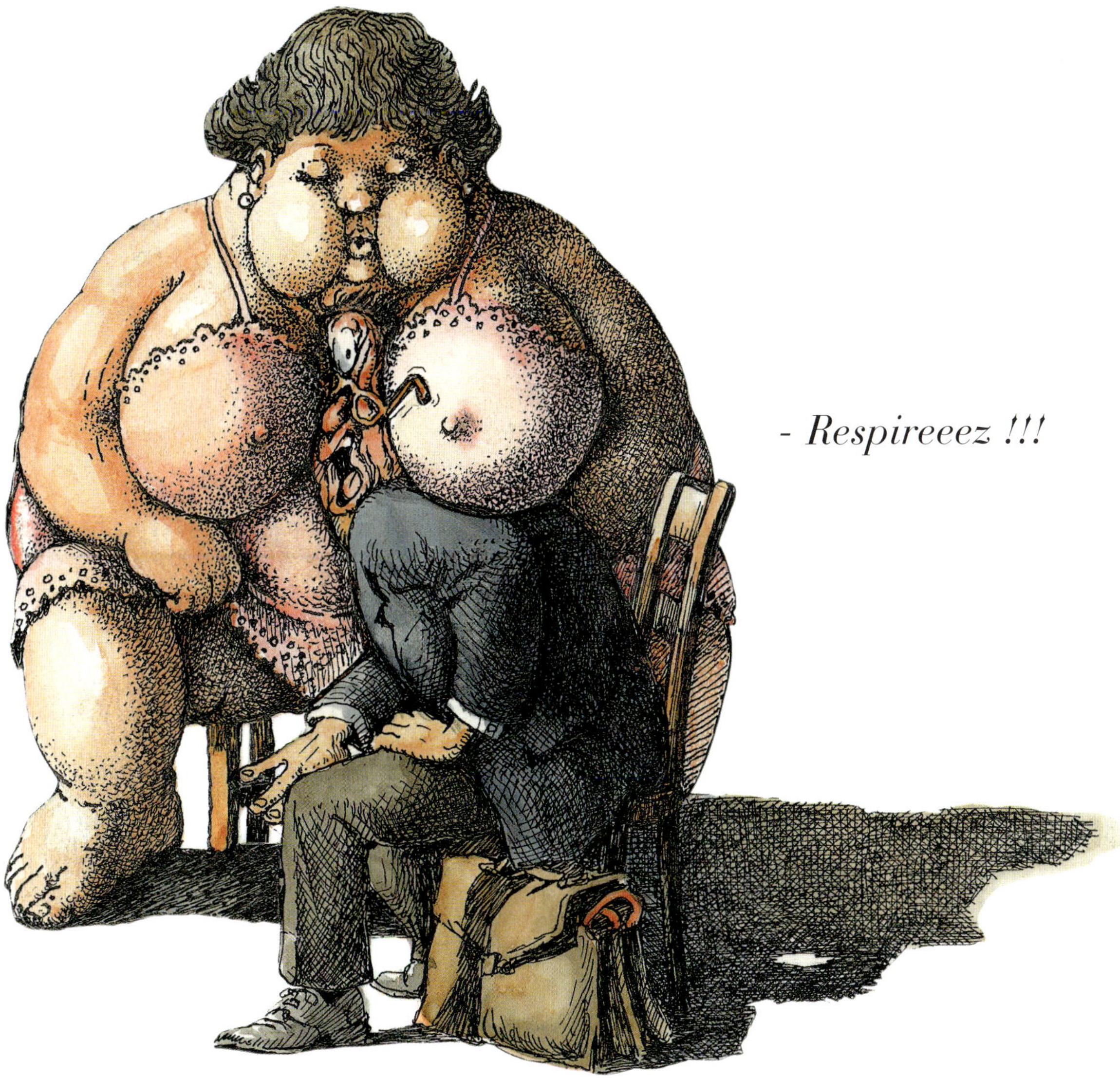

- *Respireeez !!!*

SERRE

HYPOCONDRIE

Il nous joue tous les jours "Le Malade Imaginaire".
Son état de santé est une obsession constante. Il est intimement convaincu qu'un ou plusieurs de ses organes se trouvent en complète déliquescence, qu'il est usé, cassé, quasiment comateux, que sa fin menace.
Au mieux, il regardera son bilan de santé comme un mensonge charitable que l'on fait à un mourant.
Pour son anniversaire, une couronne mortuaire lui fera sûrement plaisir.

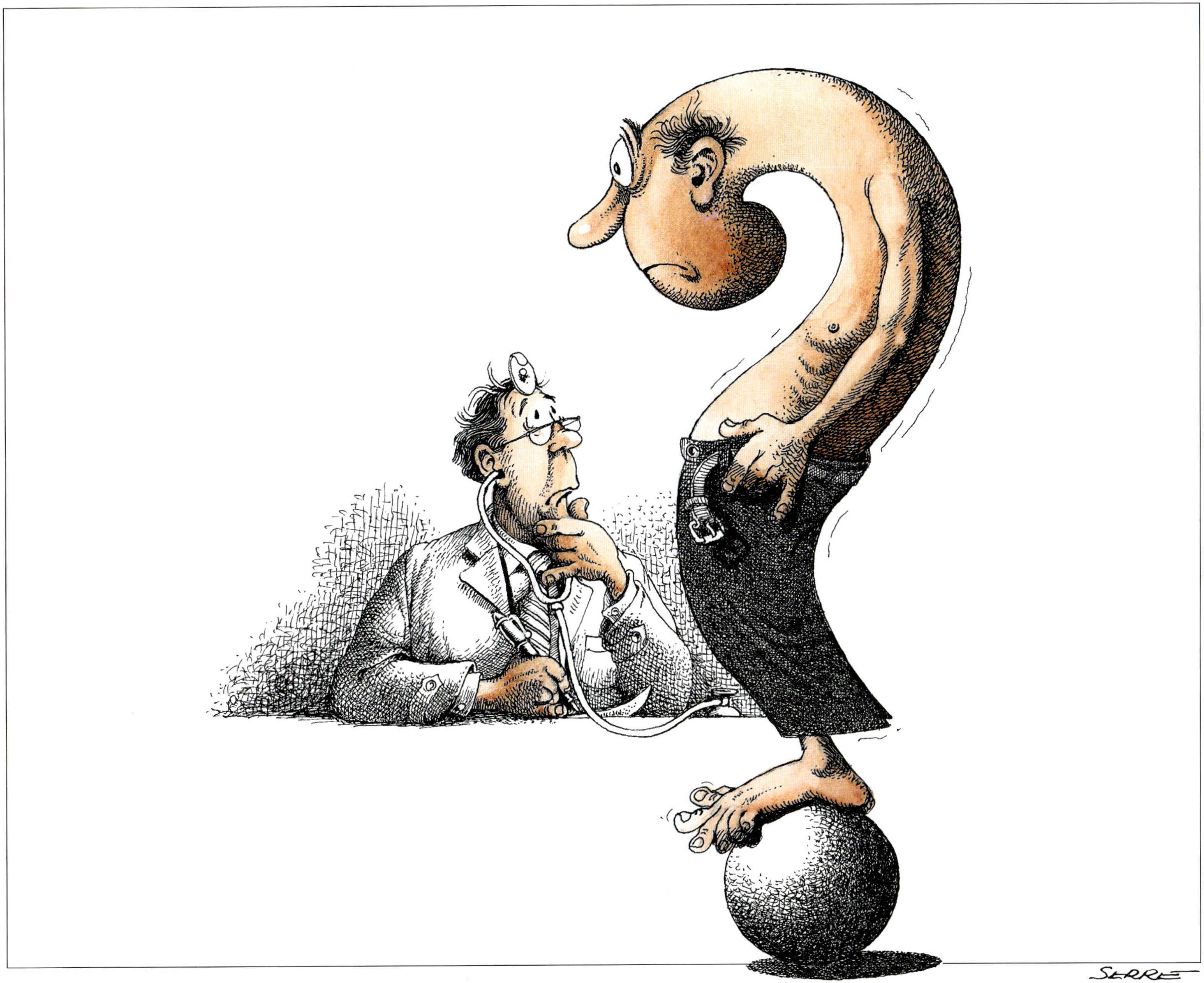
SERRE

INFARCTUS

Les gens cultivés disent "infarctus".
Les gens incultes disent "infractus", et ça fait bien rire les gens cultivés jusqu'au moment où ils en ont un.
Il s'agit d'un vaisseau sanguin que vient boucher quelque chose, un caillot sanguin dans l'immense majorité des cas plutôt qu'un dé à coudre, une gomme, une pince à linge ou un tampon hygiénique. Les tissus, n'étant plus irrigués, se nécrosent.
Il convient alors de ne pas trop traîner pour appeler au secours.

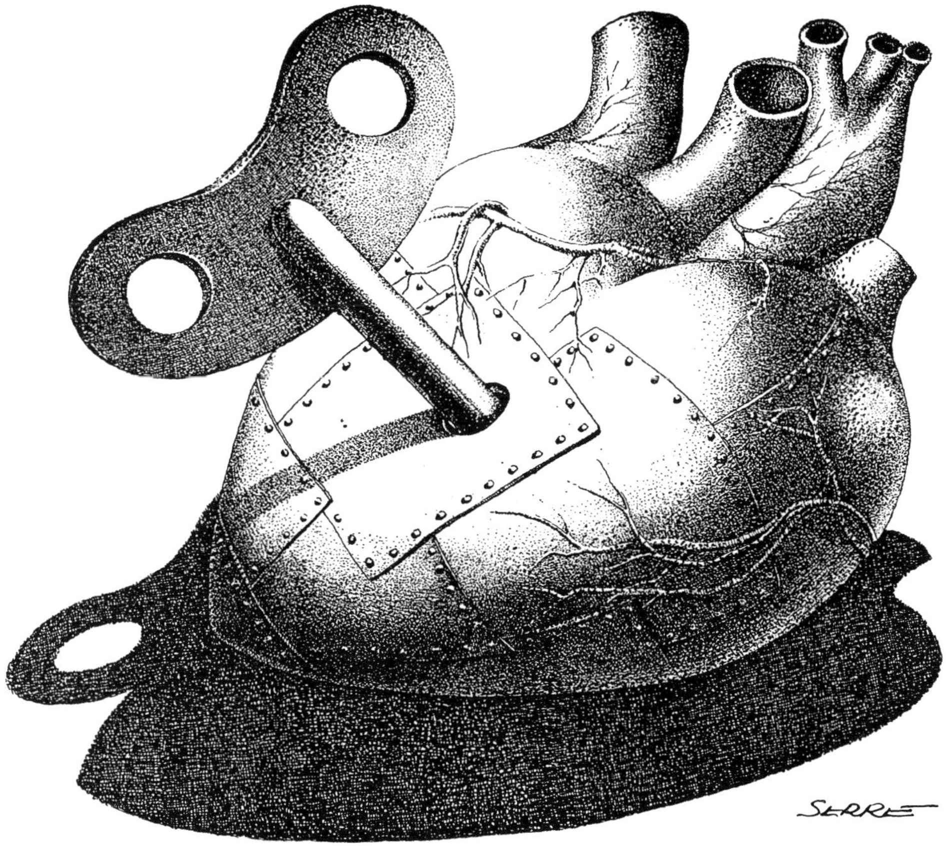
SERRE

INSOMNIE

Tout le monde a connu, une fois au moins dans sa vie, cette incapacité à s'endormir ou à retrouver le sommeil, et les pensées qui tournent, et l'énervement qui monte.

Les causes en sont multiples : un repas trop lourd ou trop abondant, une dispute conjugale, trop de café ou de thé, le ronflement de l'autre, un voisin bruyant, un patron injuste ou plus de patron du tout, des enfants à problèmes, les cheveux qui tombent, trop chaud, trop froid...

En règle générale, on élimine l'insomnie en en supprimant la cause.

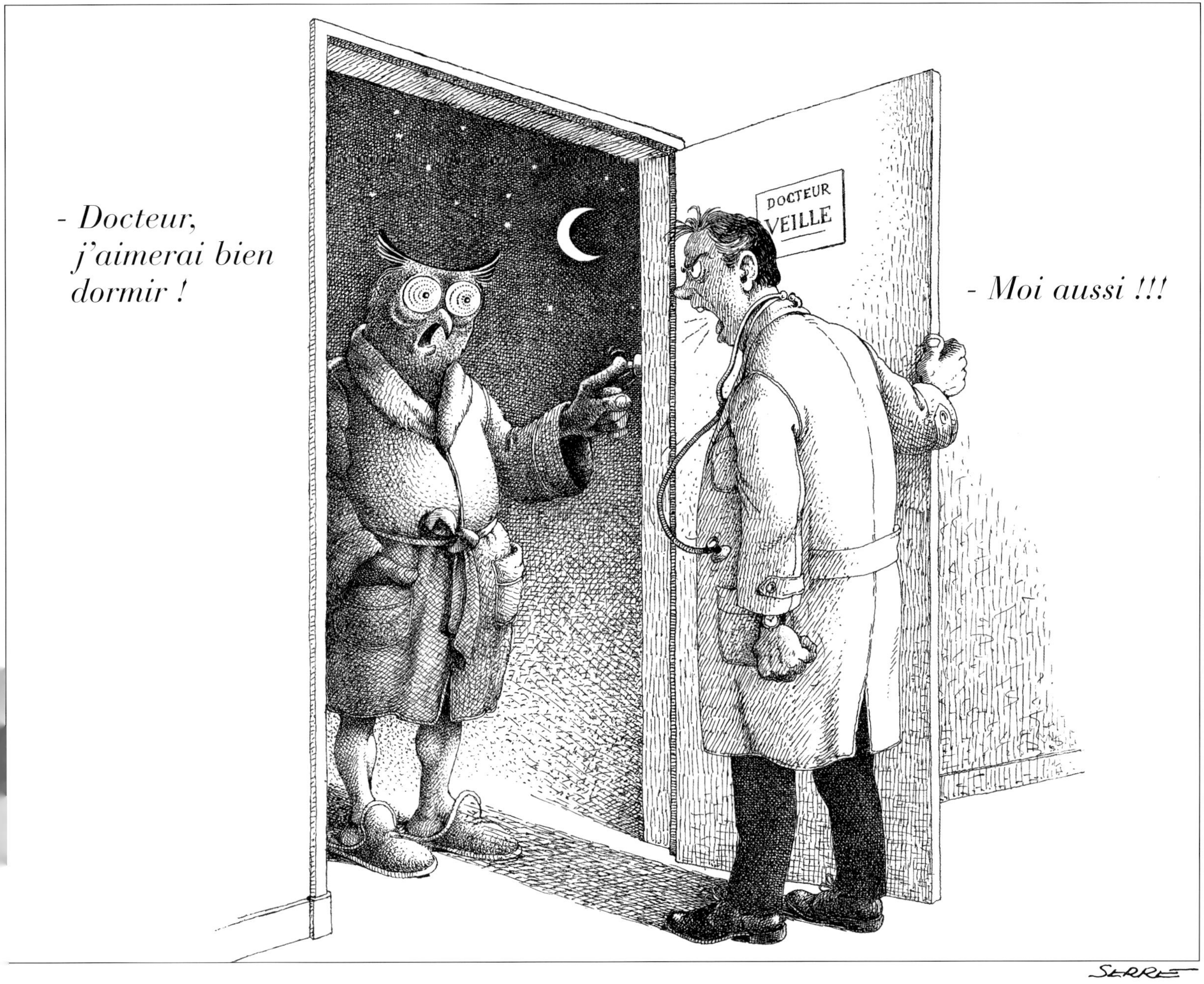
- Docteur, j'aimerai bien dormir !
DOCTEUR VEILLE
- Moi aussi !!!
SERRE

JARGONAPHASIE

Façon de parler incorrecte, voire carrément aberrante, dans un beau désordre des mots et de la syntaxe.
Le pire est que le jargonophone est, en général, très bavard. Il ne faut pas prendre tout ce qu'il dit pour parole d'Evangile, même si cela y ressemble.

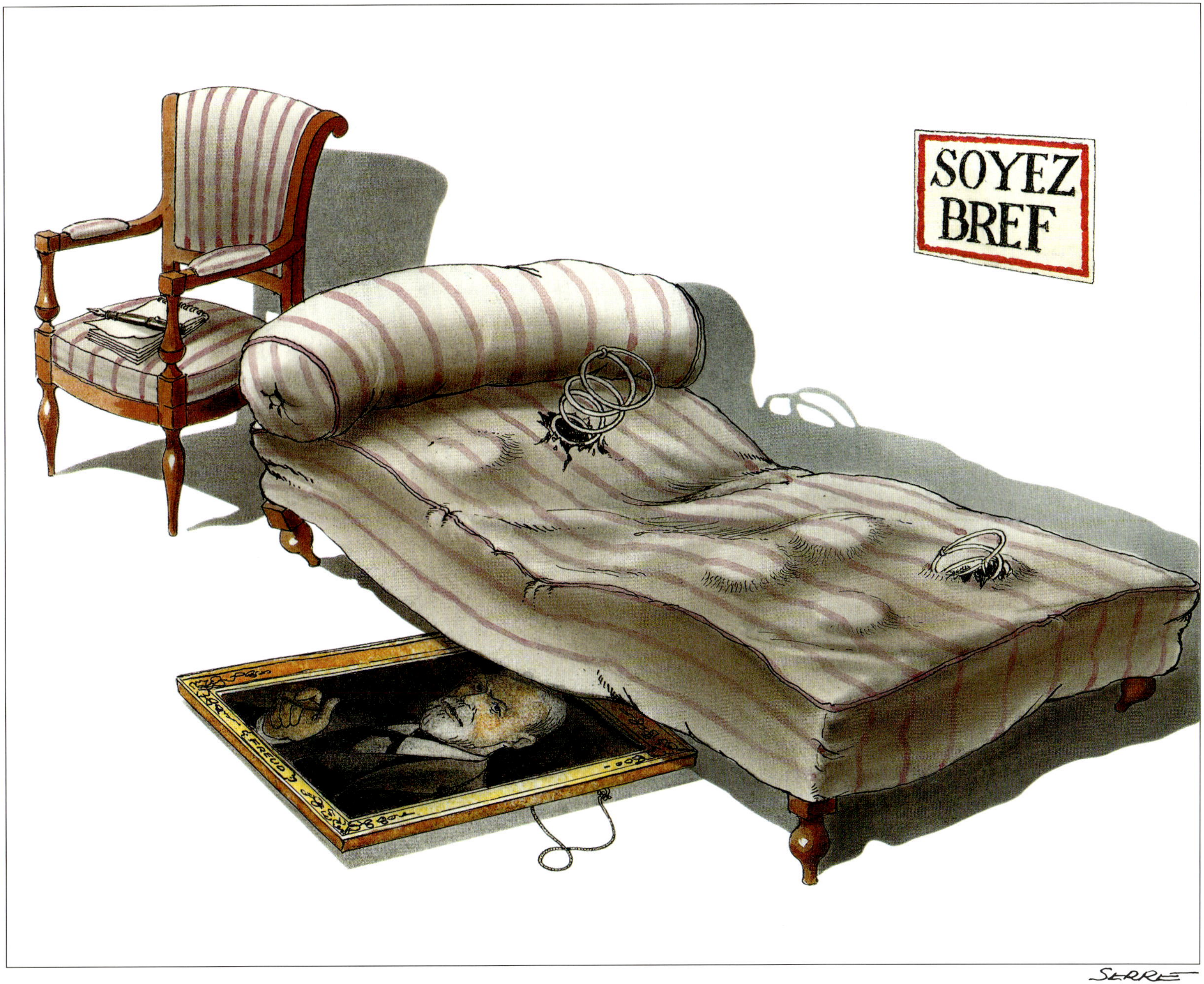
SOYEZ
BREF
SERRE

KÉRATOSE

Il s'agit d'une hypertrophie pathologique des couches cornées de l'épiderme.

Les cals et les cors en sont des exemples.

Malgré ce qu'écrivit Alfred de Vigny, “J'aime le son du corps, le soir au fond des bois”, il est aujourd'hui prouvé que les kératoses, même sylvestres, ne font aucun bruit.

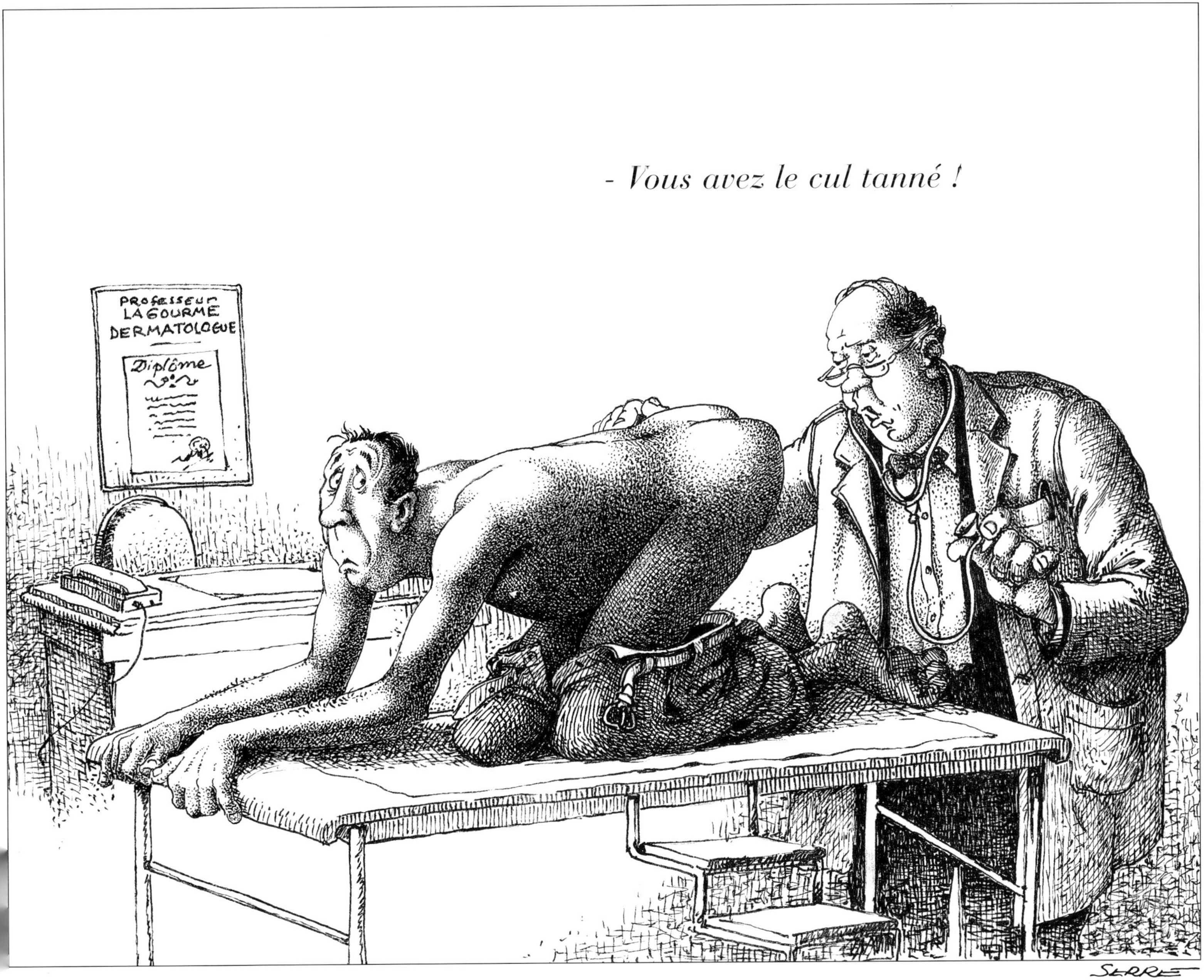

- Vous avez le cul tanné !

LOURDEURS D'ESTOMAC

Ces douleurs, très justement qualifiées de post-prandiales, surviennent toujours après les repas.

Une étiologie très fine, rigoureuse et longue, conduite par les meilleurs cerveaux d'entre les thérapeutes, a conclu de façon assez définitive que ces repas en étaient peut-être la cause.

Ayant nous aussi longuement étudié ce syndrome, voici quelques conseils que nous vous offrons :

Choisissez le caviar plutôt que le filet de hareng-pommes à l'huile.

Préférez un tournedos Rossini et ses petits légumes à un steack-frites.

Demandez un Mouton-Rothchild à la place du carafon de 50 cl du patron, et un Grand-Bas-Armagnac hors d'âge plutôt que la fine de la patronne.

À la fin d'un tel repas, votre estomac vous paraîtra aussi léger que votre porte-feuille.

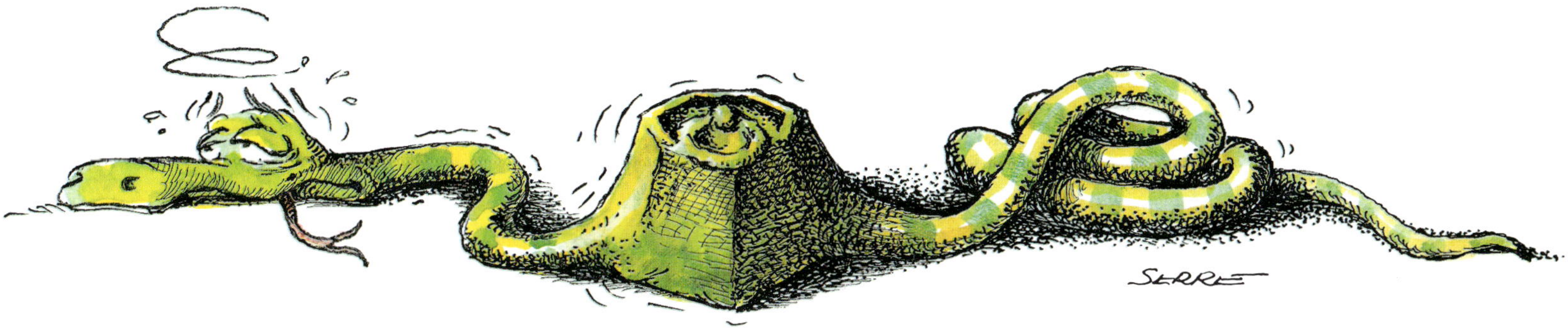
SERRE

MÉTÉORISME

(ou Ballonnement)

L'accumulation excessive de gaz dans les intestins provoque une pénible impression de ballonnement.

Avant de céder sa place à une dame, dans le bus ou le métro, il convient donc de s'assurer qu'elle est réellement enceinte. En cas de simple ballonnement ce genre de politesse est superflue.

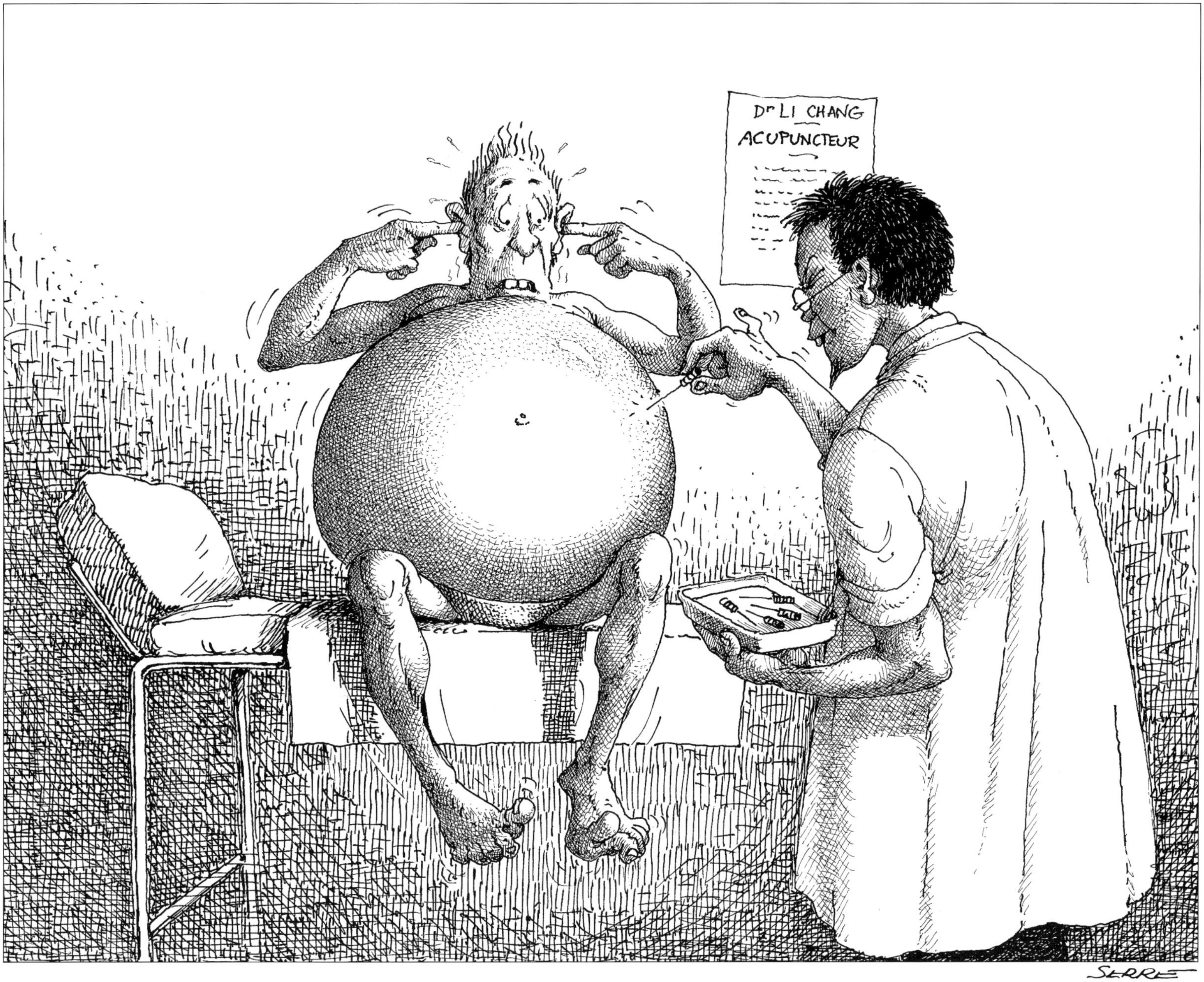
Dr LI CHANG
ACUPUNCTEUR
SERRE

MYOPIE

Une mauvaise vue à distance qui donne un charme très spécial au regard : vous aurez l'impression d'être regardé de façon soutenue alors que le myope ne vous verra même pas. La raison en est un allongement du globe oculaire. L'image se forme alors en avant de la rétine. De près la vue est excellente. Ça se gâte dès que le globe oculaire s'éloigne.

Nous traitons les taupes de myopes pour nous venger des trous qu'elles font dans notre pelouse. Les taupes qui trouent la pelouse du voisin, nous ne les traitons pas.

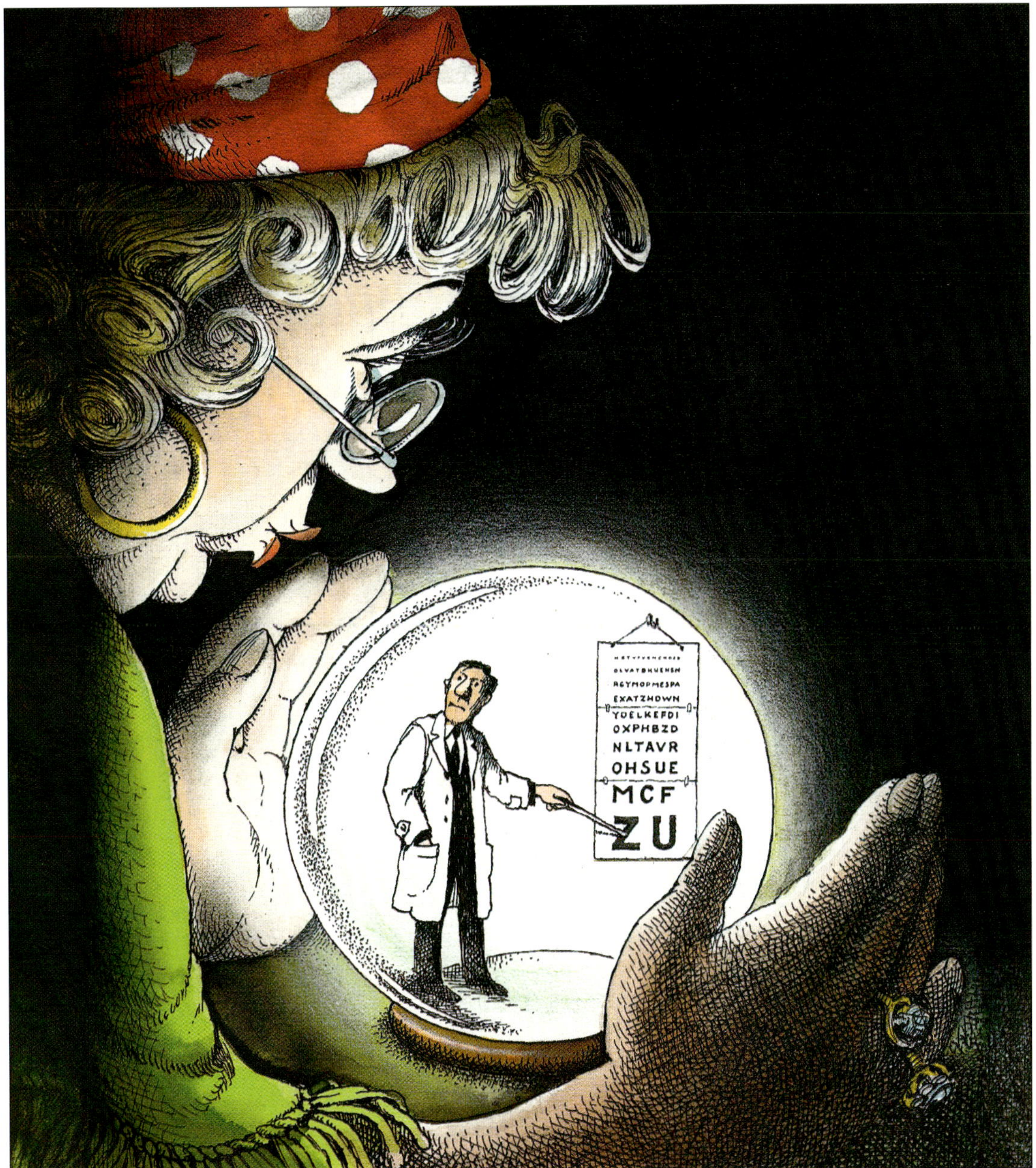

SERRE

NAISSANCE APRÈS TERME

La naissance prématurée d'un bébé a lieu entre 6 et 8 mois et demi de grossesse. Le bébé pèse moins de 2kg 5.
Fragile, il manque cruellement de réserves énergétiques.
La naissance après terme est en tous points le contraire de la naissance prématurée.
Le bébé né après terme aura une forte tendance à ne jamais se montrer ponctuel, surtout dans les grandes occasions.

- *C'est un garçon !*

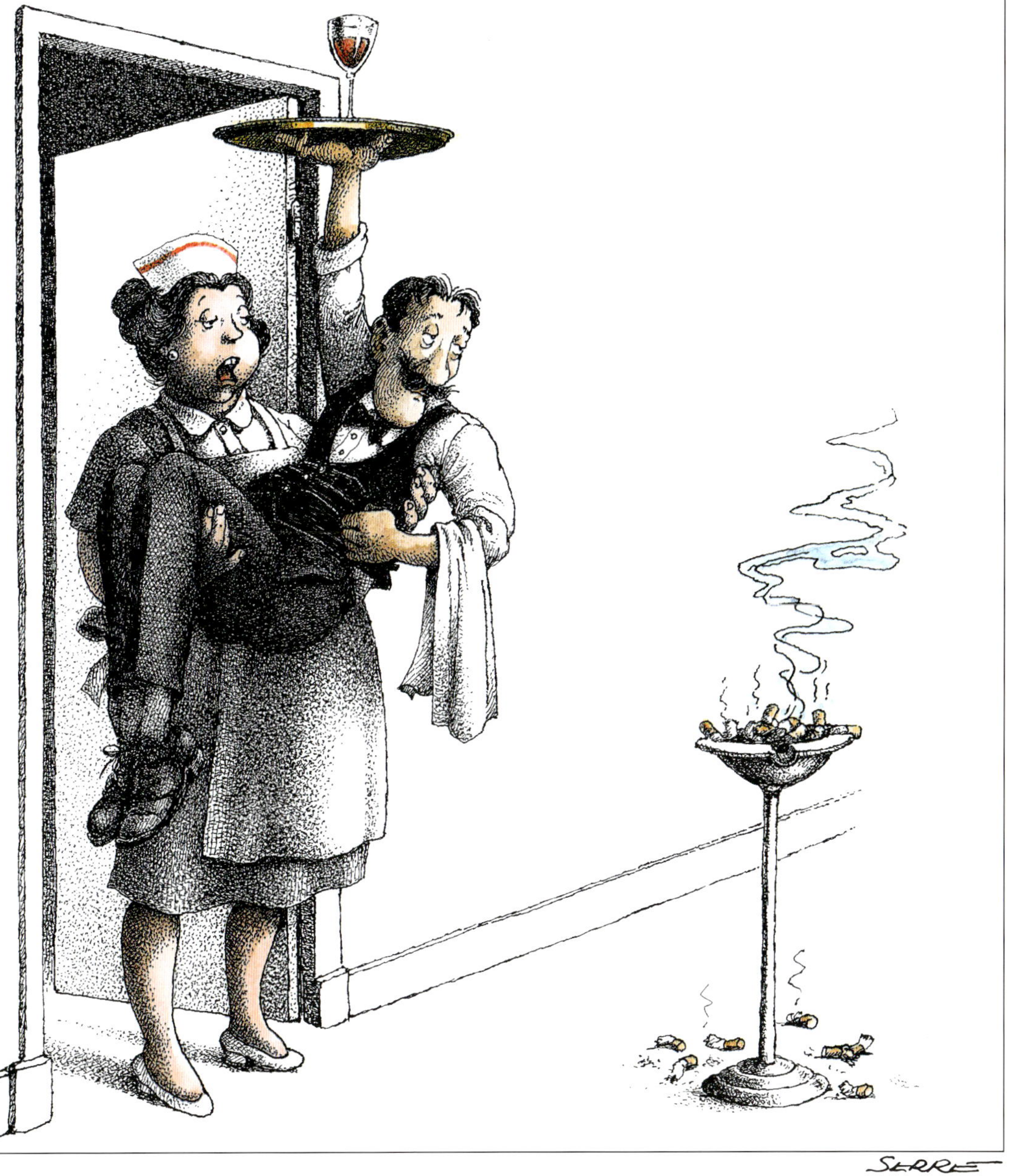

OMBILIC

Après la section du cordon ombilical, il se forme une cicatrice (nombril), en général au milieu de la paroi abdominale, mais parfois aussi à l'intérieur de la tête.

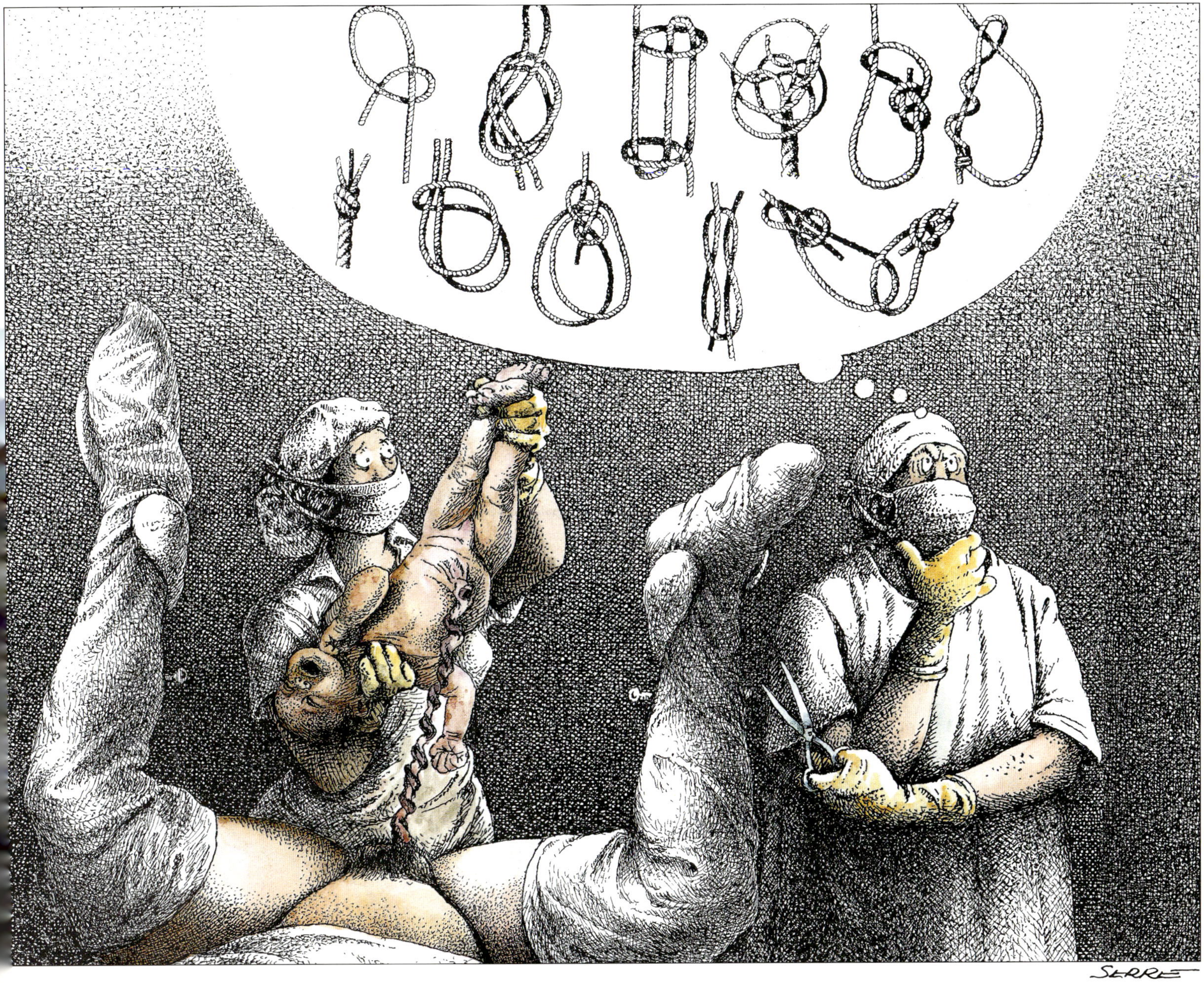
SERRE

POINTS DE SUTURE

C'est de la couture, ni plus ni moins, mais appliquée à des tissus vivants.

Le chirurgien emploie du fil de soie, du boyau absorbable, mais aussi des agrafes, des pansements collés.

Si ce jour-là vous avez un bouton à recoudre ou un ourlet à réparer, n'hésitez pas à profiter de cette occasion.

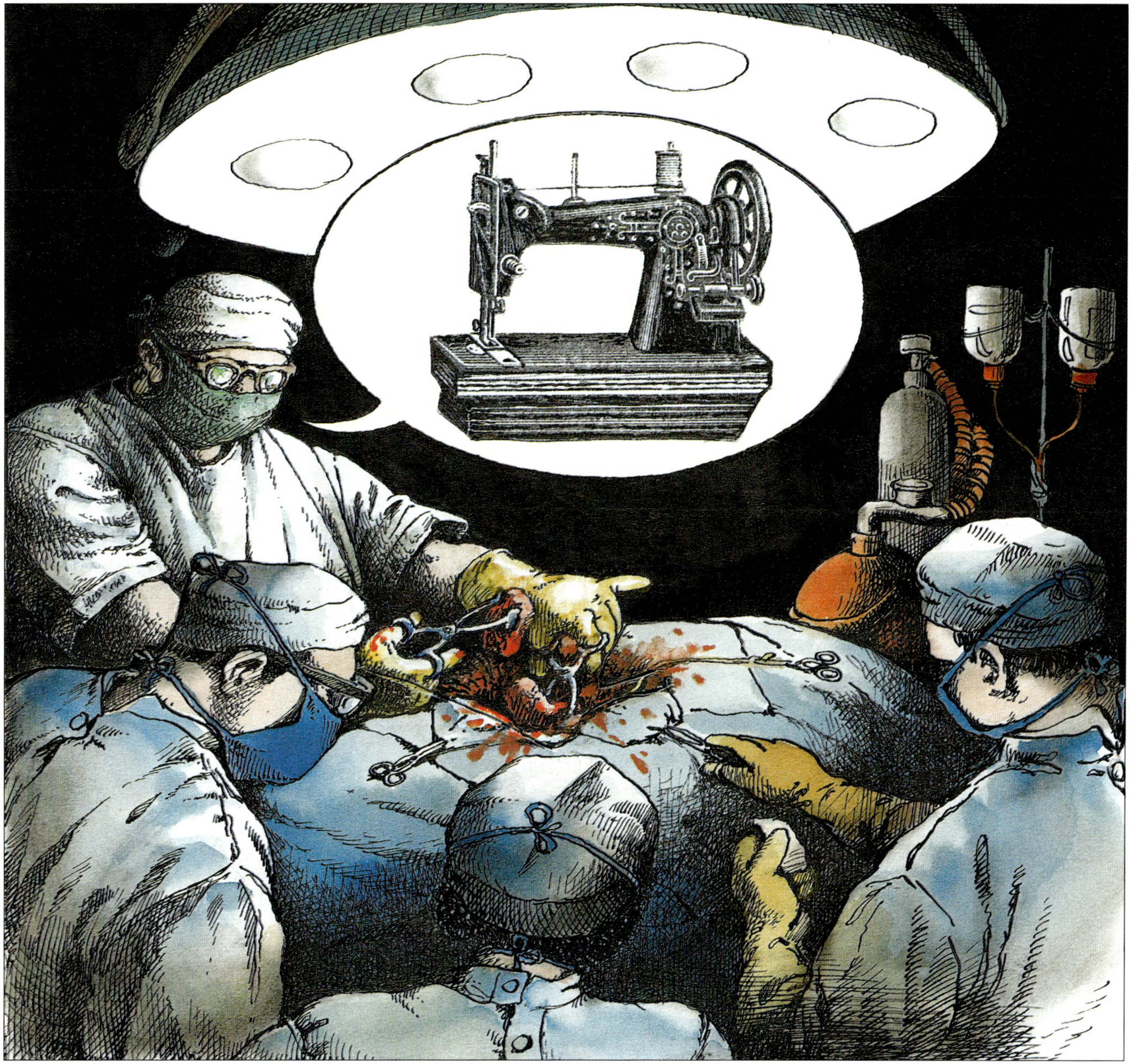

SERRE

PRÉLÈVEMENTS SANGUINS

Les Seigneurs de la guerre ne sont pas des saigneurs qualifiés par les organismes de la Santé Publique.
En général, le sang se reconstitue plus rapidement que les raisons de le faire couler. Voilà pourquoi les saigneurs qualifiés sont, très heureusement, plus nombreux que les Seigneurs de la guerre.
Quant aux vampires, leur nombre semble en très nette régression depuis l'apparition du sida.
Le sang recueilli, ou le plasma, est conditionné et stocké dans des conditions d'asepsie et de température rigoureuses. Quand le prélèvement sanguin s'est déroulé normalement, le donneur reçoit un beau sandwich avec ou sans beurre, mais toujours sans cornichons.

Coutume !

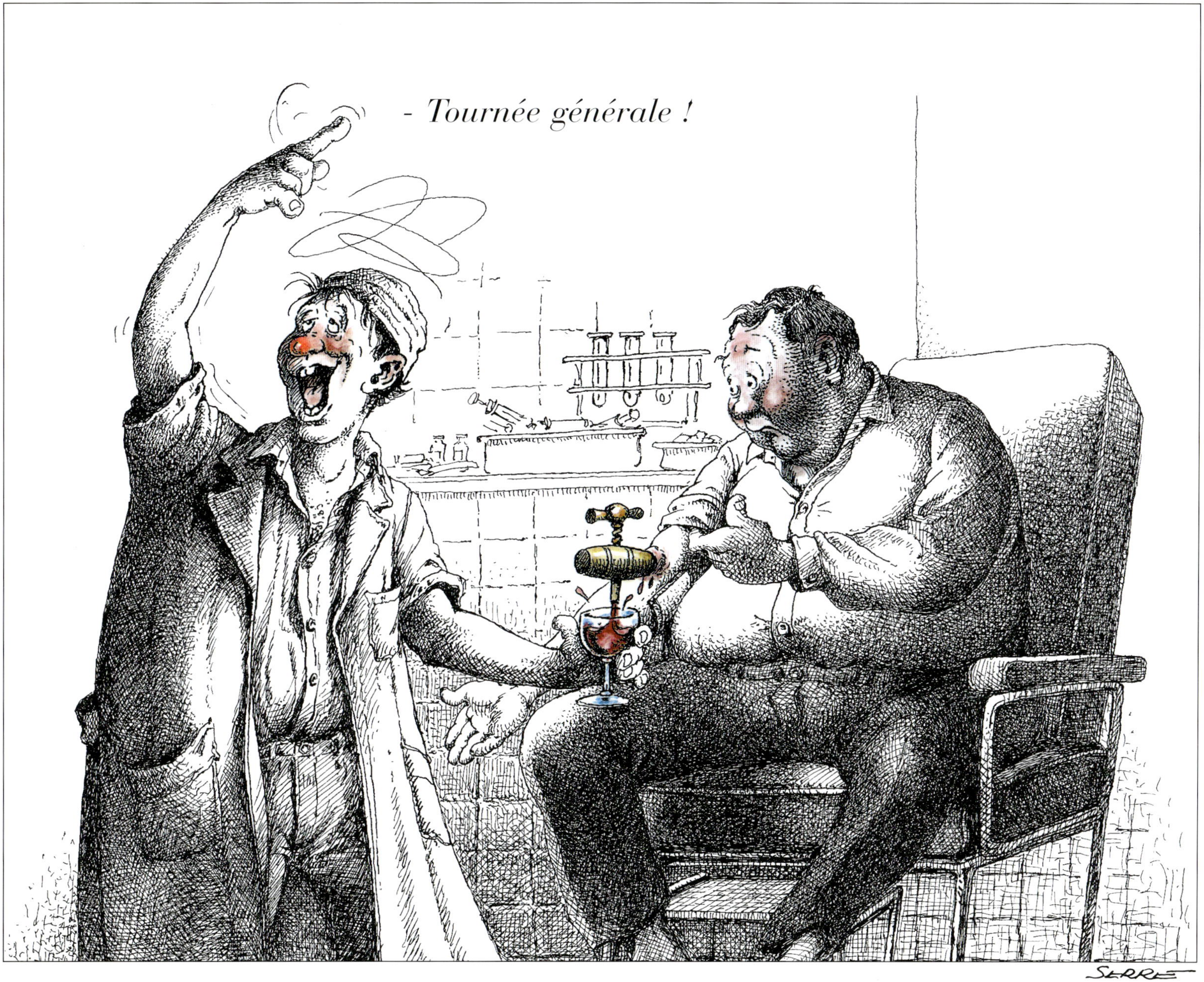

- *Tournée générale !*

PYROSIS

(**Brûlures gastriques**)

L'appareil digestif est très à l'honneur dans notre pays, et depuis longtemps.

Mais les meilleures choses ont leur revers, comme nous le rappellent les brûlures gastriques, dites aussi Pyrosis.

En l'occurrence, de quoi s'agit-il ? Simplement d'un reflux de sucs gastriques de l'estomac jusqu'au larynx, avec son convoi d'éructations, de liquides brûlants et acides, de mauvaises odeurs et d'idées noires.

Cet embrasement œsophagien peut se révéler bien utile en plein hiver, quand le chauffage tombe en panne.

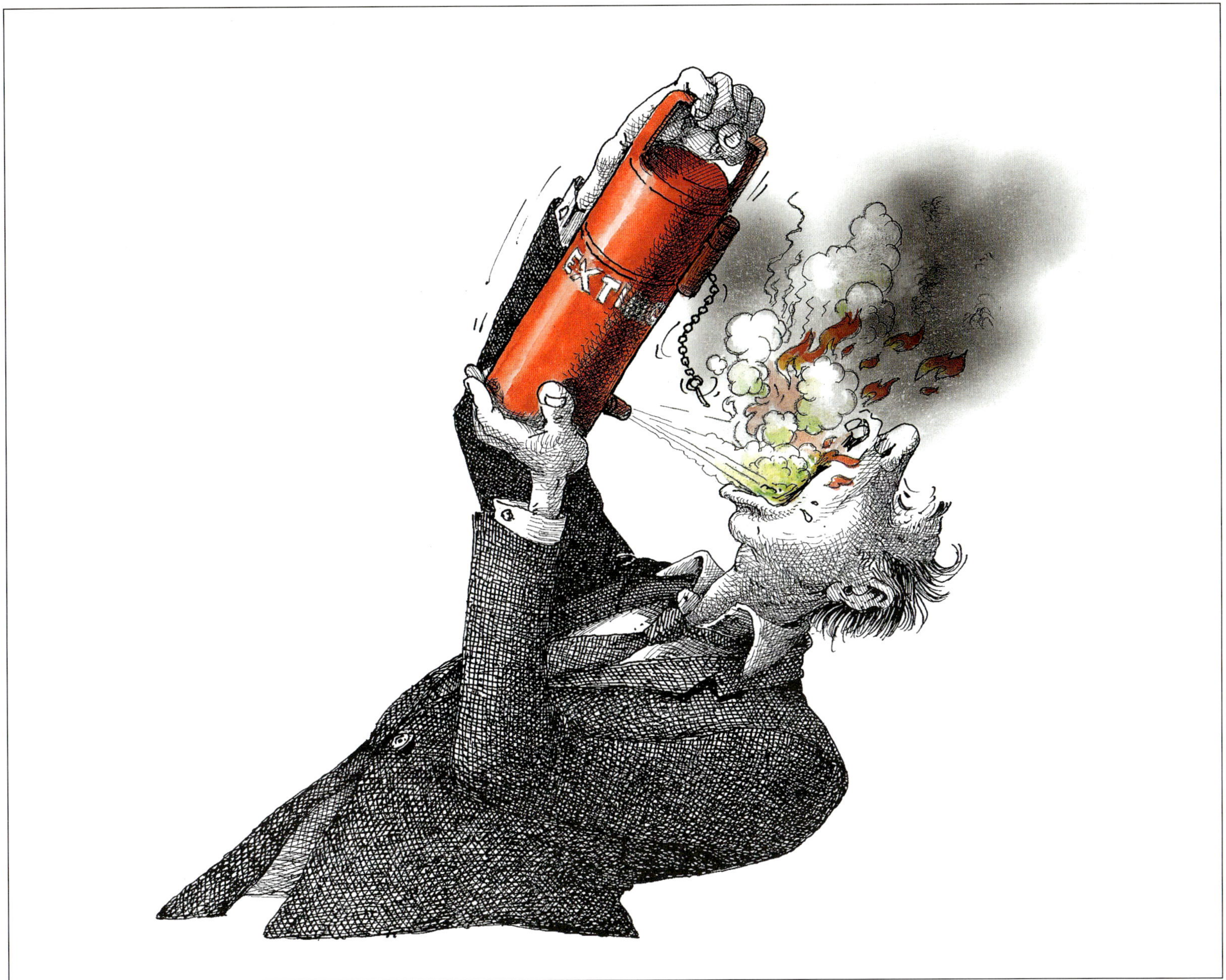

SERRE

QUINTE DE TOUX

Rares sont les gens qui n'ont jamais toussé de leur vie.

La toux, qui est réflexe ou volontaire, sert à expulser de l'air des poumons, et en même temps tout ce qui encombre l'arbre trachéo-bronchique, poussières, mégots, vieux papiers, épluchures de pomme de terre, slips sales, vieilles maîtresses, etc.

Les toux sèches n'expulsent pas grand-chose.

Les toux grasses sont plus efficaces à cause du mucus qui les accompagne.

Chaque fois que vous le pouvez, choisissez celles-là.

C'est ce qu'à la Faculté on appelle le loi du toux ou rien.

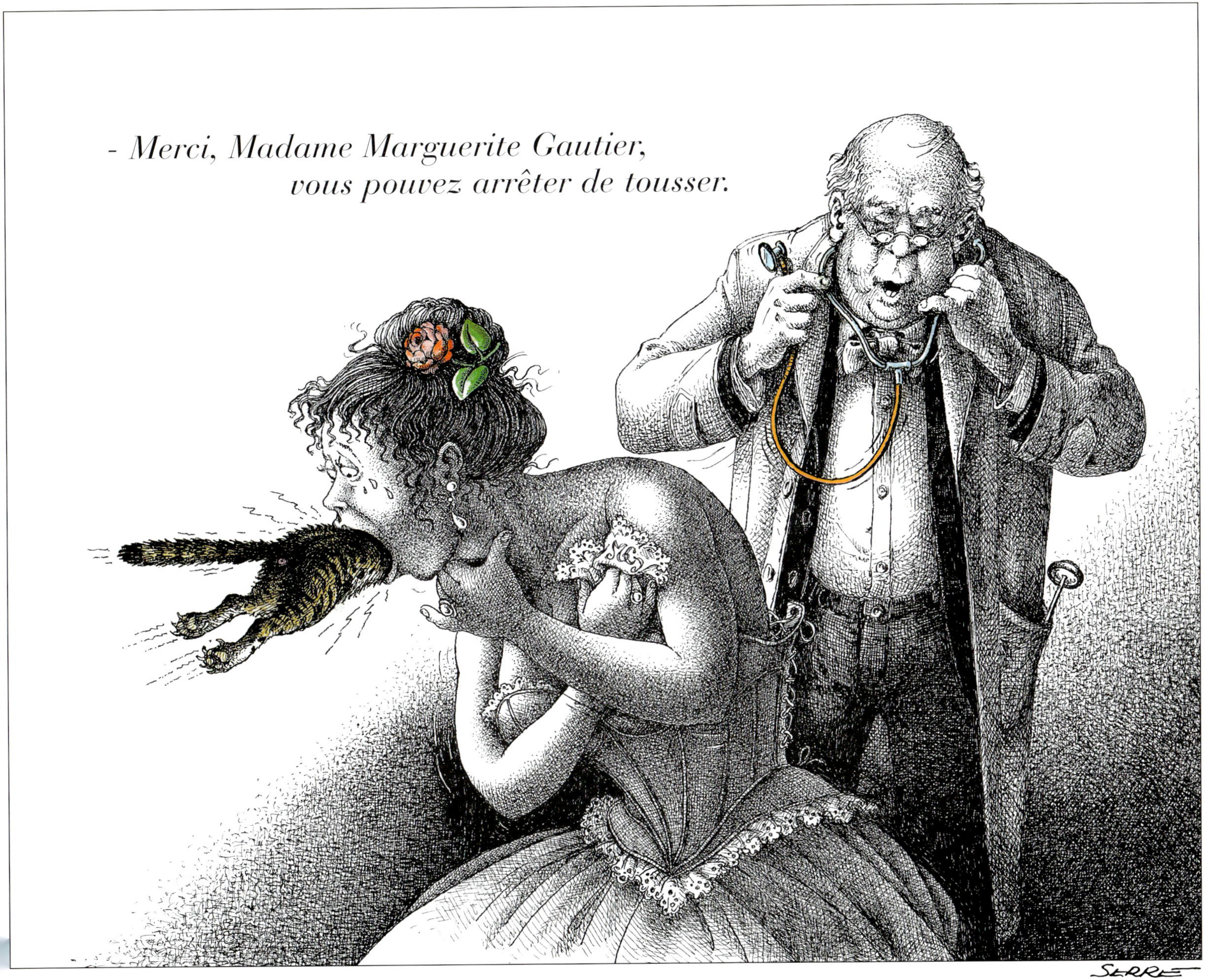
- Merci, Madame Marguerite Gautier,
vous pouvez arrêter de tousser.
SERRE

RÉFLEXES

Si vous eûtes un jour à vous gratter, si, en proie à des chatouilles, vous rîtes à gorge déployée (mazette, quel beau 95 B), si vous vous vexâtes d'un pénis inopportunément faraud, sachez, belle Madame, que le cerveau n'eut aucune part à ces affaires.

Vous fûtes la proie de réflexes.

Attends que je t'explique : le réflexe est une réponse involontaire et extrêmement vive à un stimulus. Quand tu sursautes, par exemple, c'est pour éviter un danger. Si ça doit remonter à ton cerveau qui est ce qu'il est, puis revenir commander le sursaut, cent fois tu es morte depuis le début de la semaine.

Alors qu'en passant seulement par ta mœlle épinière, que tu as tout à fait charmante, tu es sauvée.

Et tout est à recommencer !

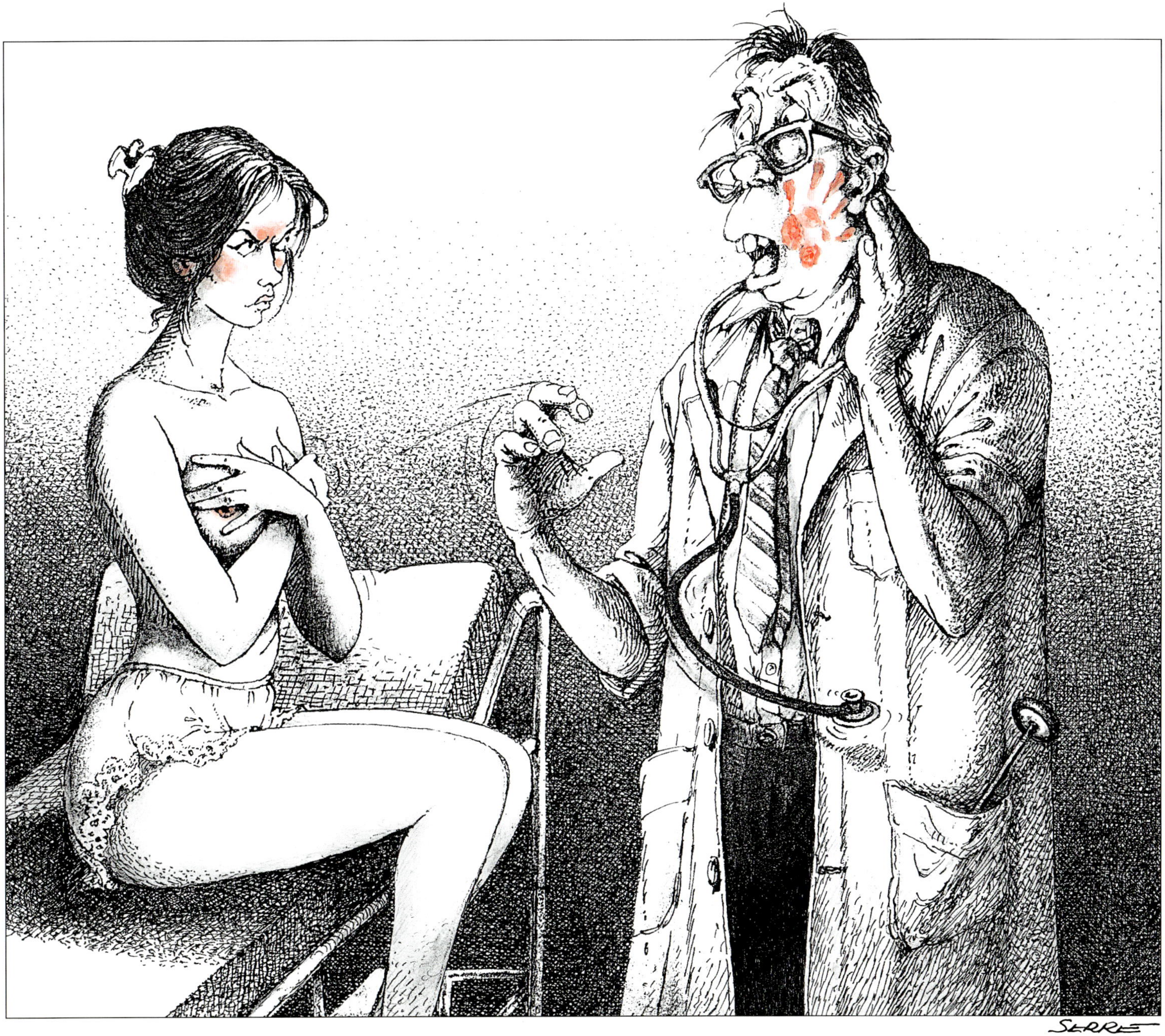
SERRE

RHUME DES FOINS

Les médecins, qui sont parfois des gens sérieux, l'appellent coryza spasmodique.

Contrairement à l'image que les pépiniéristes tentent de nous imposer, il est la preuve que le printemps est vraiment une saison infecte. Les voies nasales, les yeux et la gorge sont irrités par les pollens des herbes, des arbres et des fleurs. Sous prétexte de se reproduire la nature se permet n'importe quoi.

Quatre façons de s'en sortir :

- Prendre des antihistaminiques, des antiallergiques.
- Se faire désensibiliser.
- Supprimer la nature, mais cela demande de gros moyens.
- Ou alors ne plus mettre les pieds dehors, et se claquemurer en attendant l'hiver salvateur.

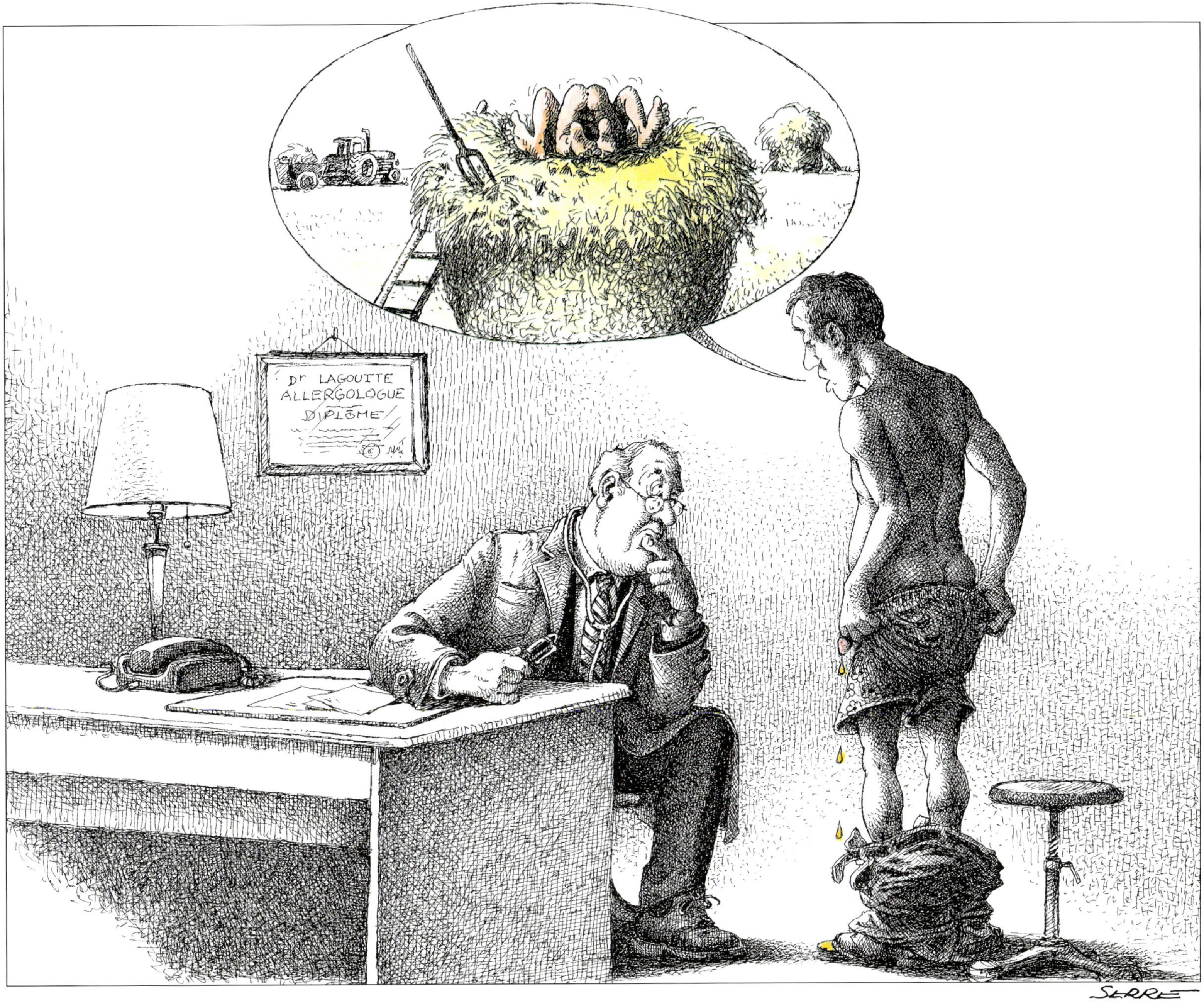

SERRE

SIDA

Abréviation de “Syndrome immuno déficitaire acquis”.
Cette énorme maladie, que l'on connaît depuis moins de vingt ans, est extrêmement contagieuse par le sperme et par le sang.
Le vecteur en est un rétrovirus, le VIH, qui détruit les défenses immunitaires de l'organisme. Celui-ci se trouve désarmé face à une batterie impressionnante de maladies.
Le port de la capote s'impose, même en plein été.

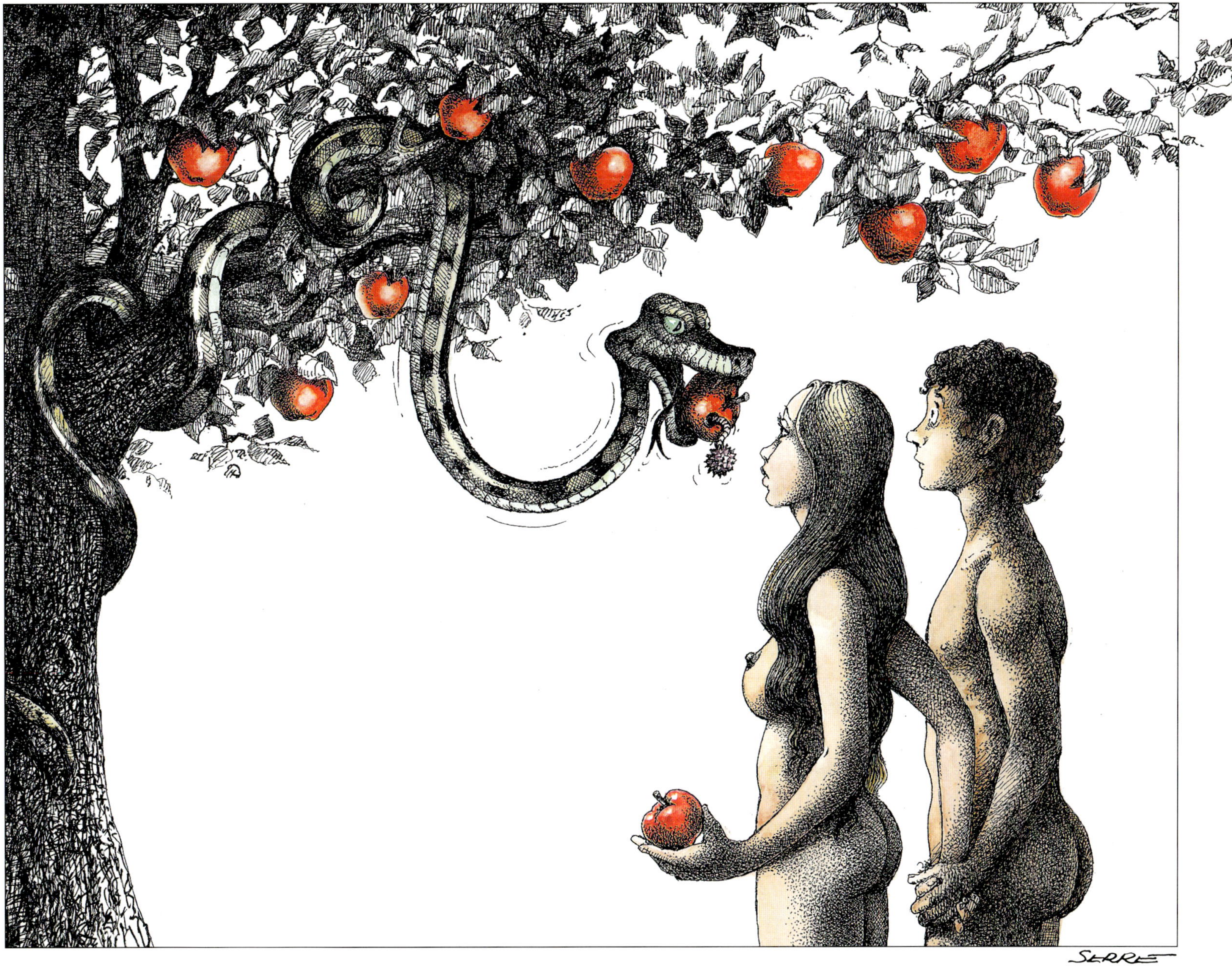
SERRE

SURDITÉ

Dire de quelqu'un qu'il est sourd comme un pot donne une image abusive de cette pathologie. Etre sourd à un tel point est plutôt un manque évident de pot. Il existe des surdités d'une oreille, des deux, des surdités faibles, moyennes ou invalidantes, des surdités de transmission, de perception et des surdités brusques.
Le principal est donc de s'entendre sur le mot “sourd”.

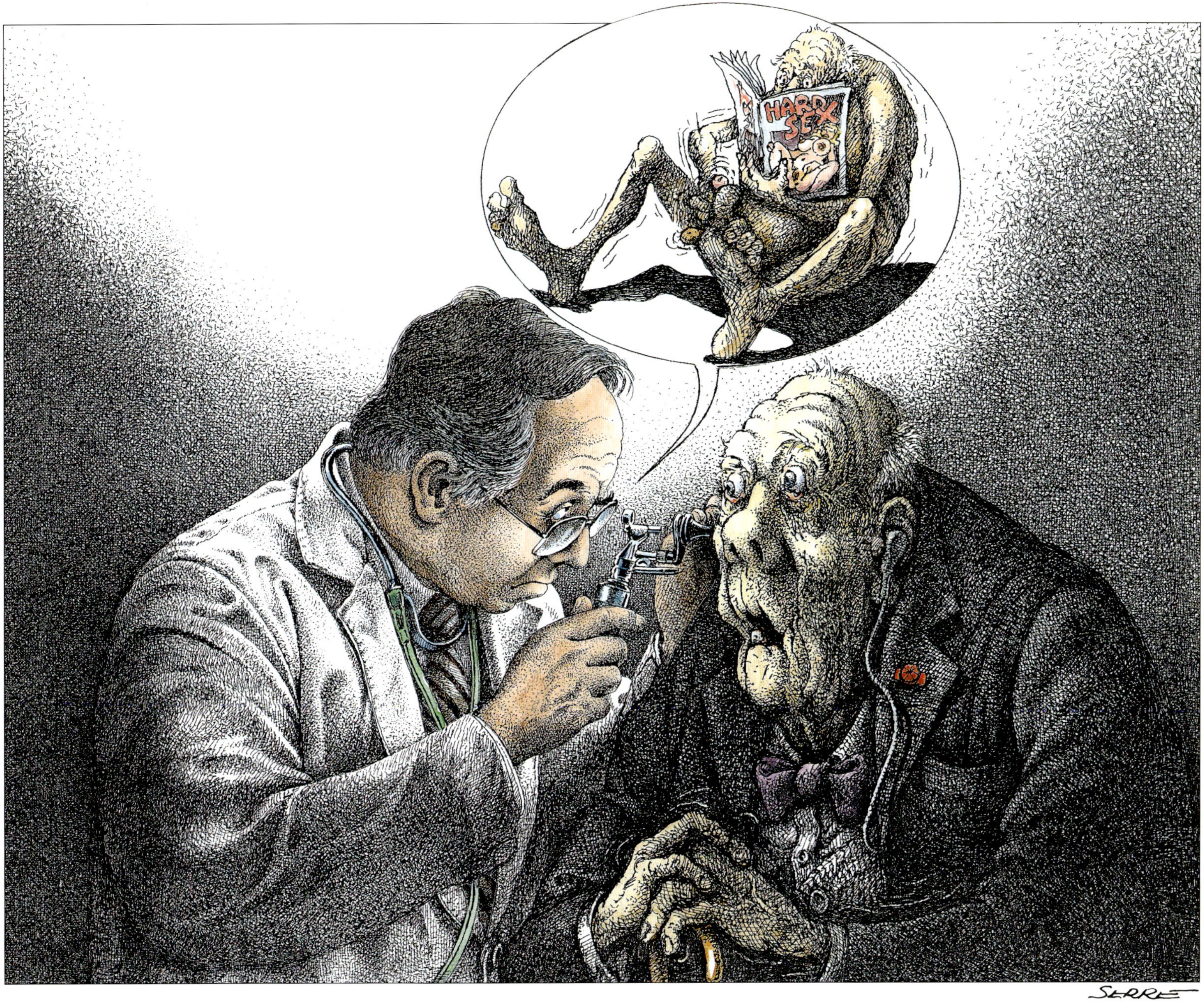
HARD SEX
SERRE

TABAGISME

Il existe deux sortes de tabagisme.

Commençons par le plus sordide, le tabagisme passif. C'est là un exemple remarquable de paresse et d'avarice.

Paresse, car l'individu en question avale la fumée sans jamais tirer sur une cigarette.

Avarice, puisqu'il s'agit toujours du tabac des autres.

Le tabagisme actif concerne les accros des Peter Stuyvesant, des Gitanes ou des Gauloises, des Barclay, des Job, des Boyards, des Fortuna, des Marlboro, des Philip Morris, des Kent, des Brooklin, des Rothmans, des Camel, des Week-End, des Balto, des Lucky Strike, des News, des V.O., des Pall Mall, des Craven A, des Dunhill, des Disques Bleus, des Ducados, des L et M, des Royales, des Bastos, des Winston et j'en passe, qu'ils m'excusent. Je tairai aussi le nom des P4 et des Troupes qui n'existent plus mais qui ont créé de sérieuses vocations de grands fumeurs.

Le tabagisme est considéré comme une intoxication aigüe ou chronique donnant lieu à une liste impressionnante de maladies.

La place, hélas, me manque pour en parler en détail.

Et je le regrette.

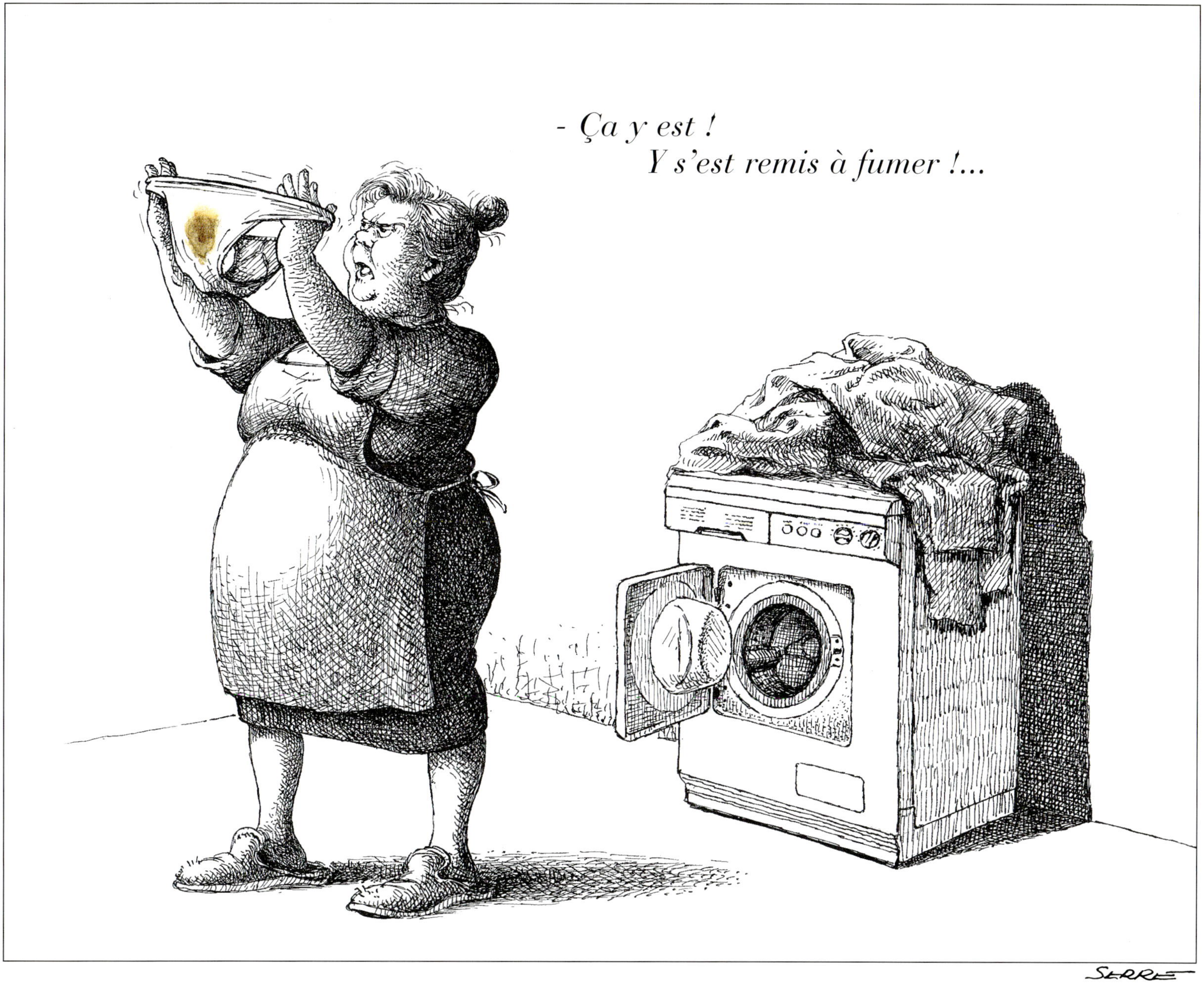
- Ça y est !
Y s'est remis à fumer !...
SERRE

TRAUMATISME CRÂNIEN

Résultat, somme toute assommant, d'un choc externe sur le crâne. Cela peut aller d'une simple éraflure à une bosse, une contusion, une plaie ouverte ou une fracture crânienne avec ou sans hématome. Le port d'un casque, d'un chapeau ou d'une moumoute peut réduire l'importance du traumatisme.

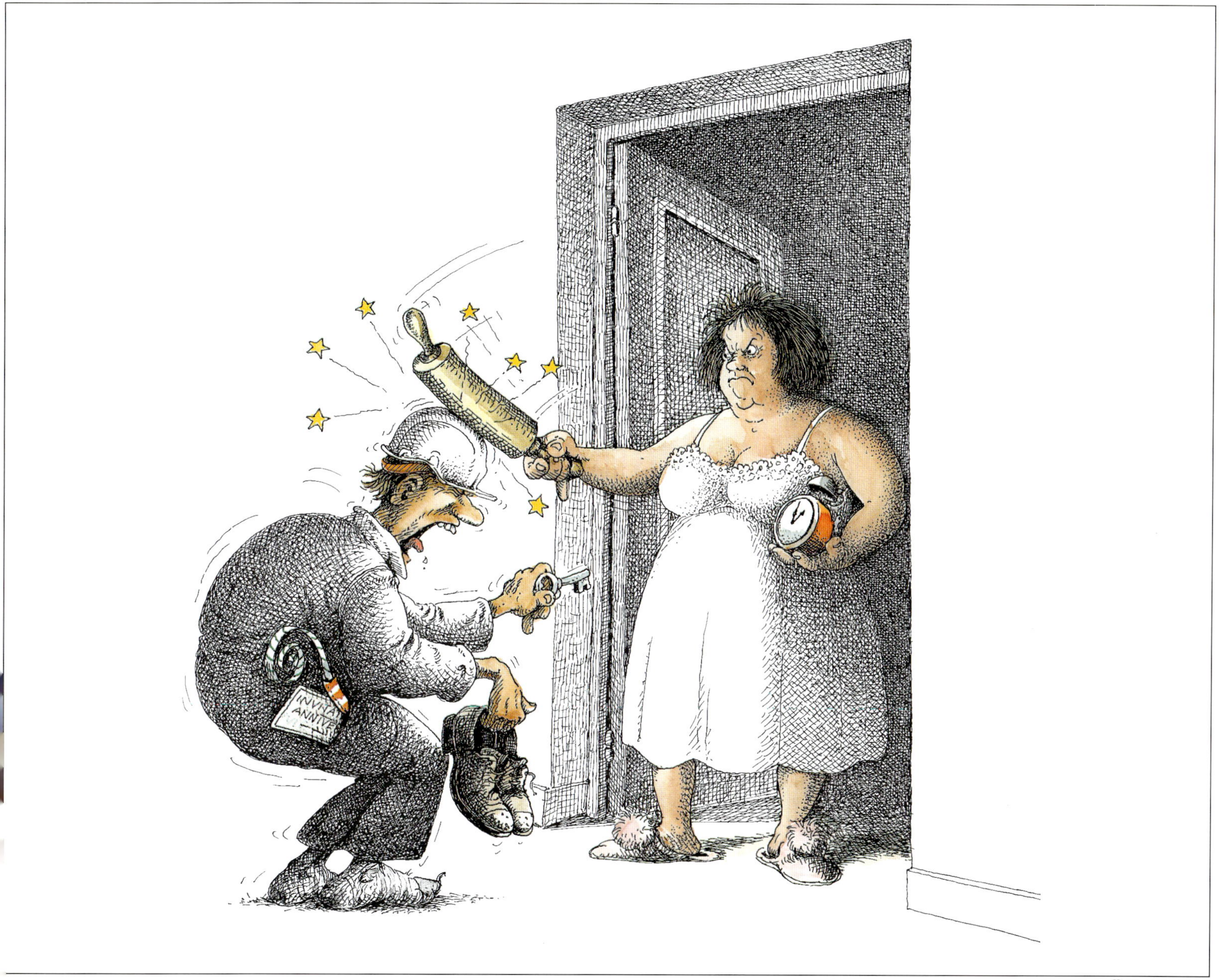

SERRE

ULCÈRE DE L'ESTOMAC

Un des maux de nature à vous dégoûter de la nature.

À certains endroits de la muqueuse gastrique un trou se forme, plus ou moins profond, mais très sensible à l'acide gastrique, qui est chlorhydrique comme chacun sait. On le serait à moins… (sensible !)

Au-delà comme en-deçà des traitements appropriés, il est nécessaire de supprimer totalement tout ce qui peu paraître agréable : alcools, vins, bière, café, tabac, plats relevés, plaisirs excitants, discussions paradoxales, discours enflammés, etc.

Un médicament à proscrire : l'aspirine.

Si vous tenez absolument à vous nourrir, je tiens à votre disposition une recette adéquate : le veau à la béchamel garni de navets cuits à l'eau et accompagné d'Evian tiède.

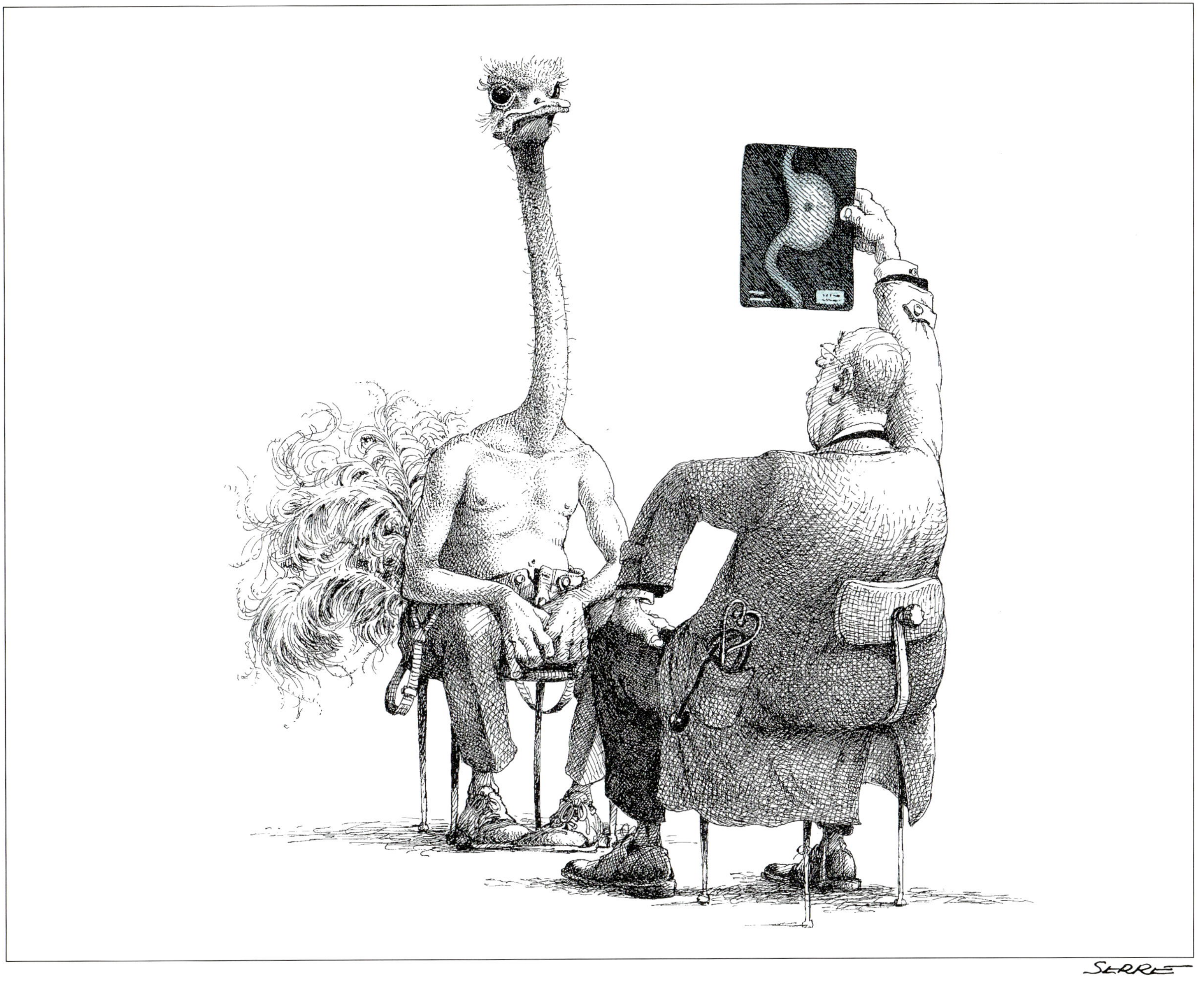
SERRE

VIRUS

C'est le plus petit des germes pathogènes, mais la taille, là comme ailleurs, n'a rien à voir avec la vigueur.
On connaît plus de soixante maladies virales, dont le rhume et le sida.
Il convient donc, quand on se trouve nez à nez avec un virus, de se montrer extrêmement méfiant, de prendre des gants et d'éviter toute promiscuité, quitte à passer pour un goujat.

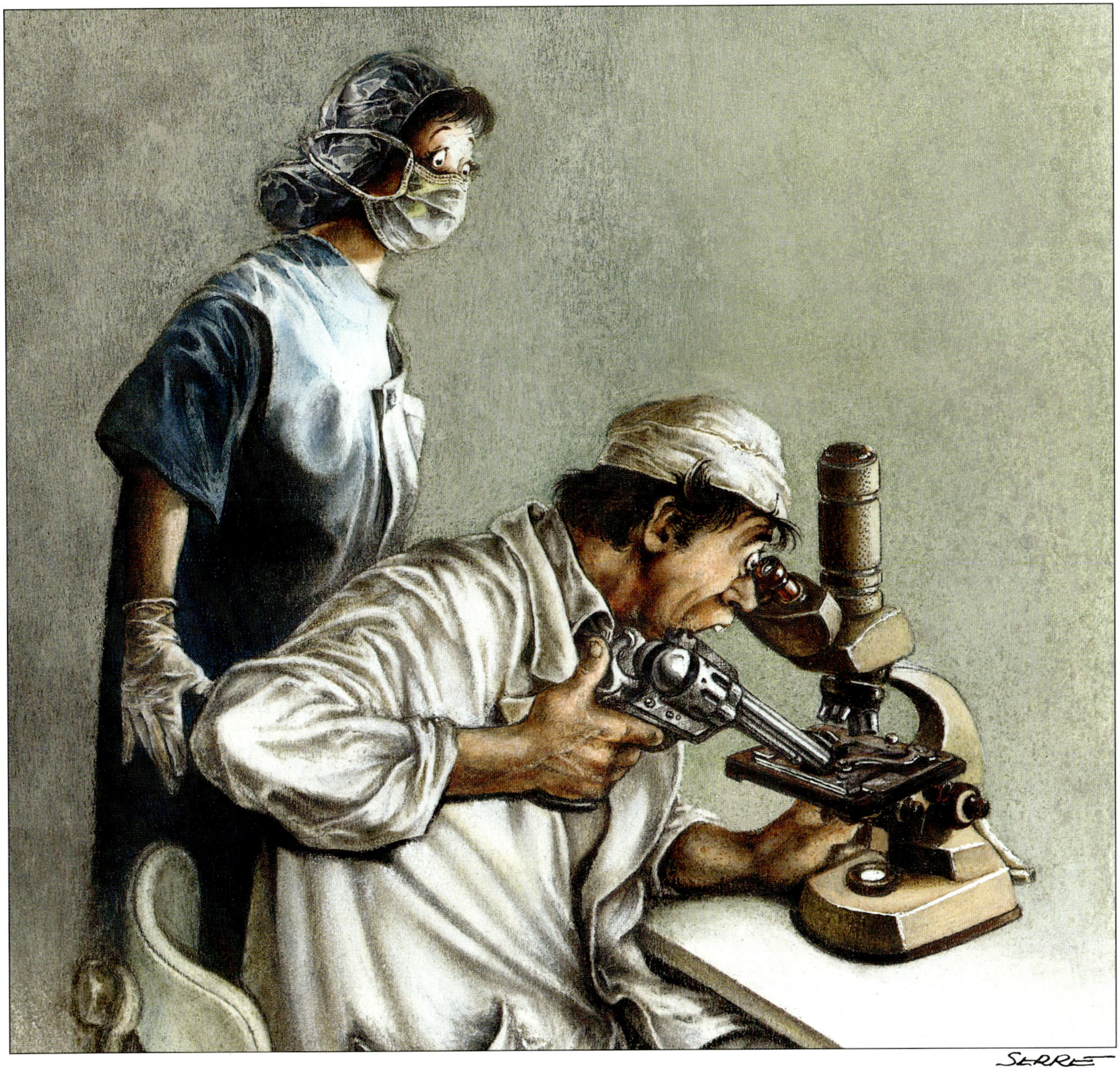
SERRE

WORMIENS

Il arrive, très rarement, que de petits os surnuméraires se logent entre des os du crâne.
Mais bon, on ne va pas en faire une maladie !

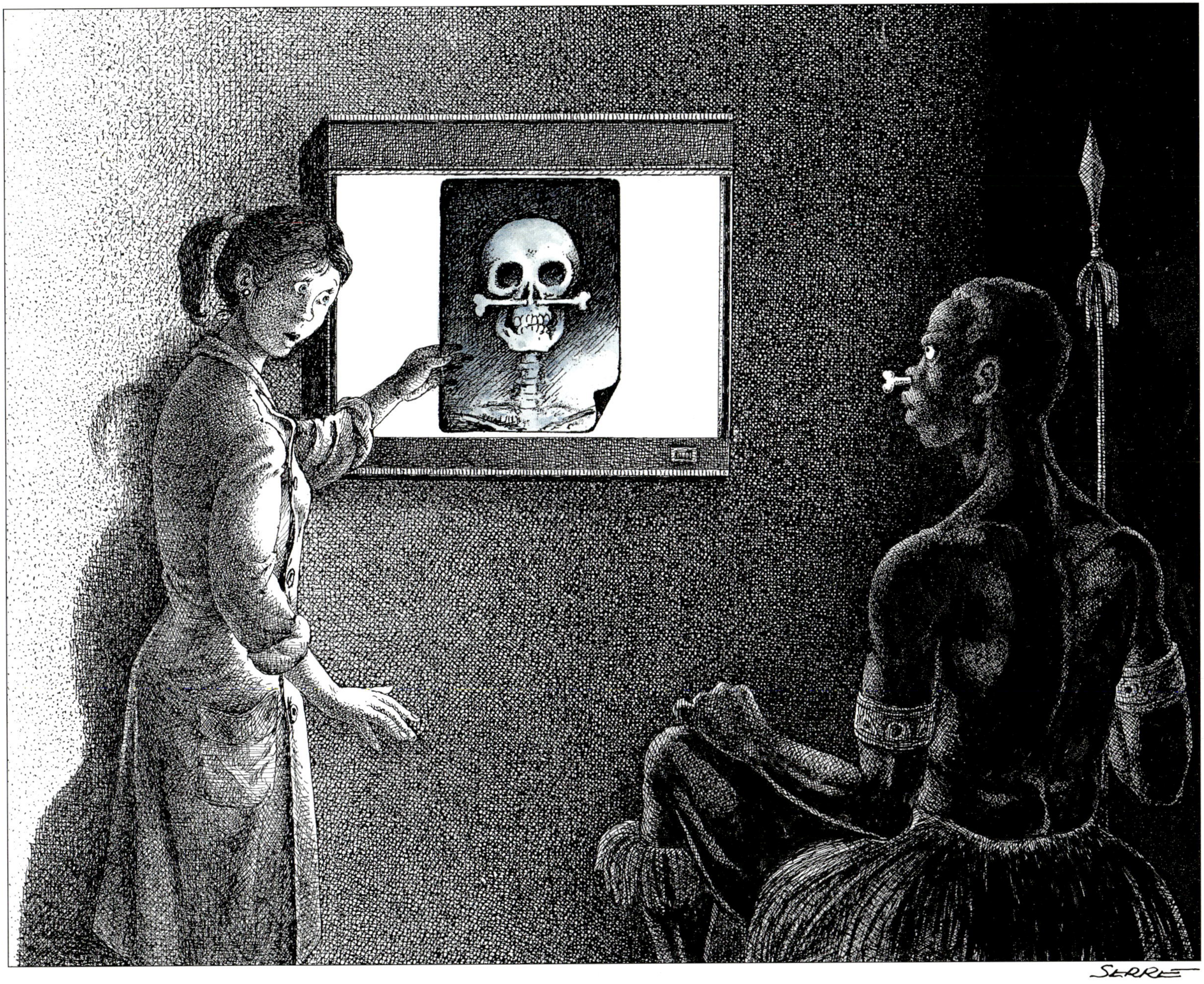
SERRE

XÉRODERMIE

Intéressante variété d'ichtyose.

La peau, extrêmement sèche, produit une desquamation pulvérulente.

Cette affection, très salissante, est la hantise des bonnes maîtresses de maison.

Ne pas hésiter à s'aspirer longuement avant de répondre à une invitation.

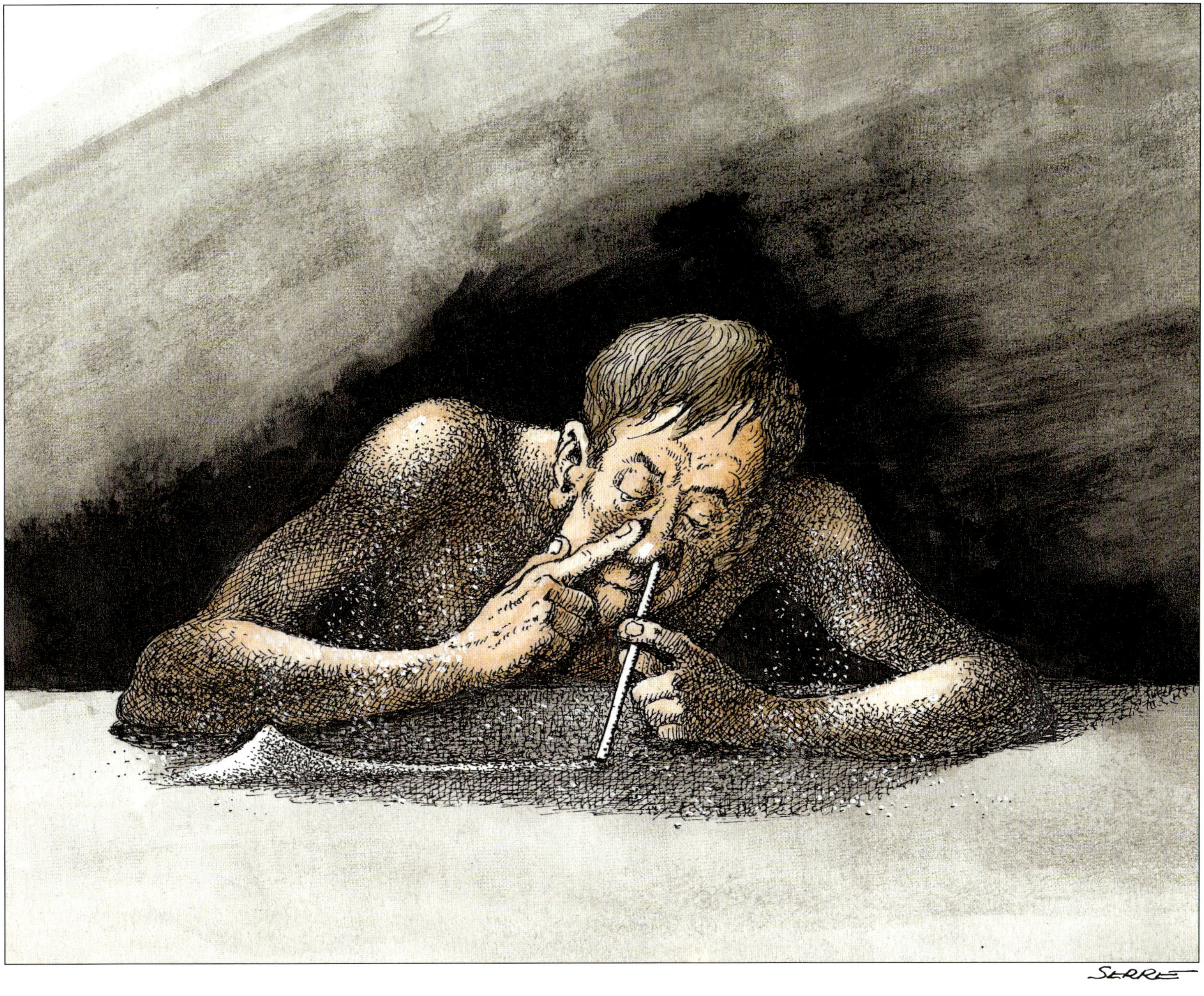
SERRE

YERSIN

(Yersiniose)

Diarrhée, fièvre, peste, etc... quelle sale bête!
Ce cocobacille, qui a tous les défauts dont celui, ridicule, d'être en navette, est l'agent responsable de la peste.
La puce des rats infectés le transmet à l'homme dès qu'elle le peut.
Il convient donc d'être très très rigoureux dans le choix de ses puces.

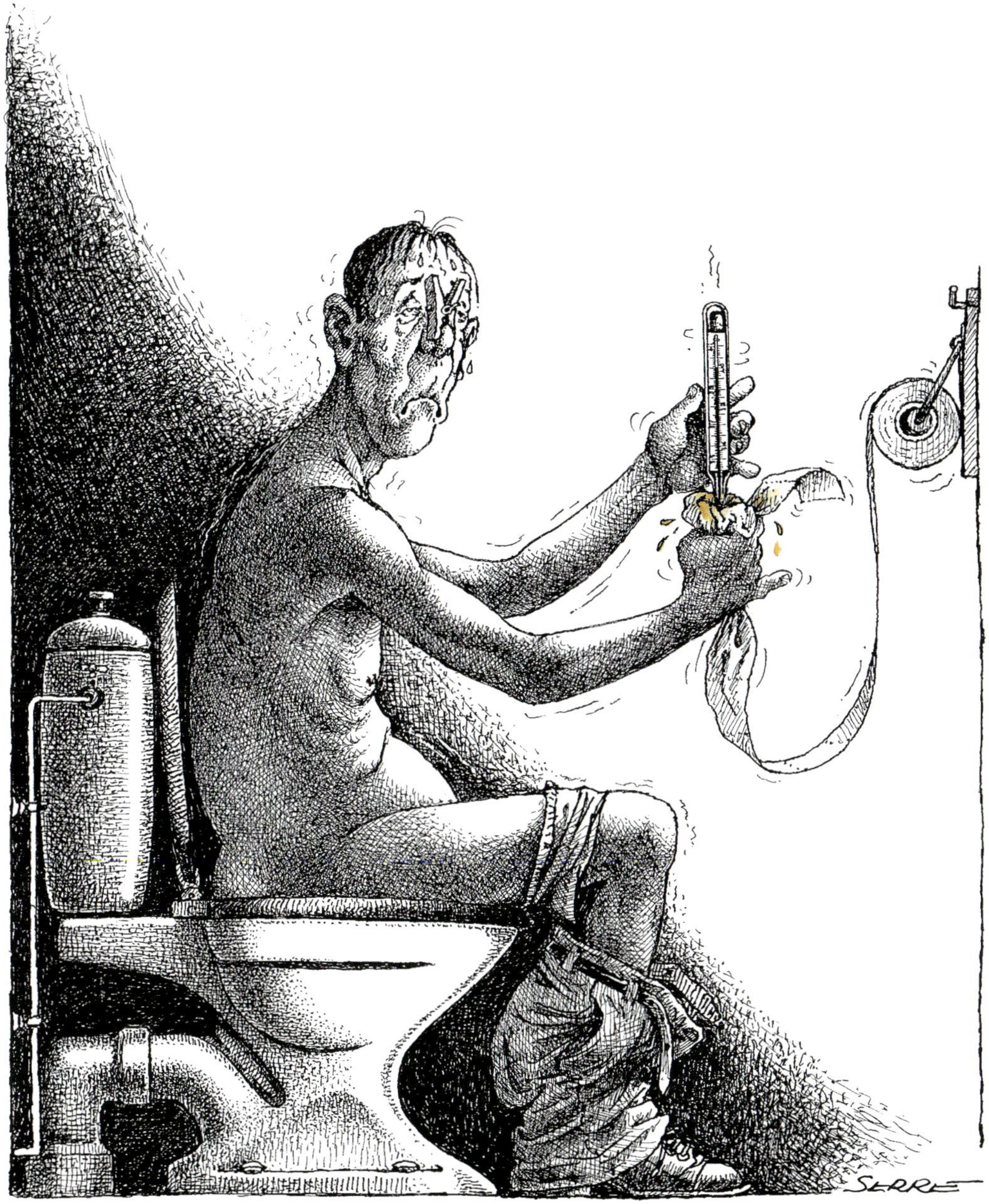
SERRE

ZÉZAIEMENT

Vice de prononciation qui consiste à remplacer les CH, le J et le G doux par un Z.
Ce vice, parmi bien d'autres, est fréquent chez les enfants.
Certains adultes continuent d'être vicieux toute leur vie.

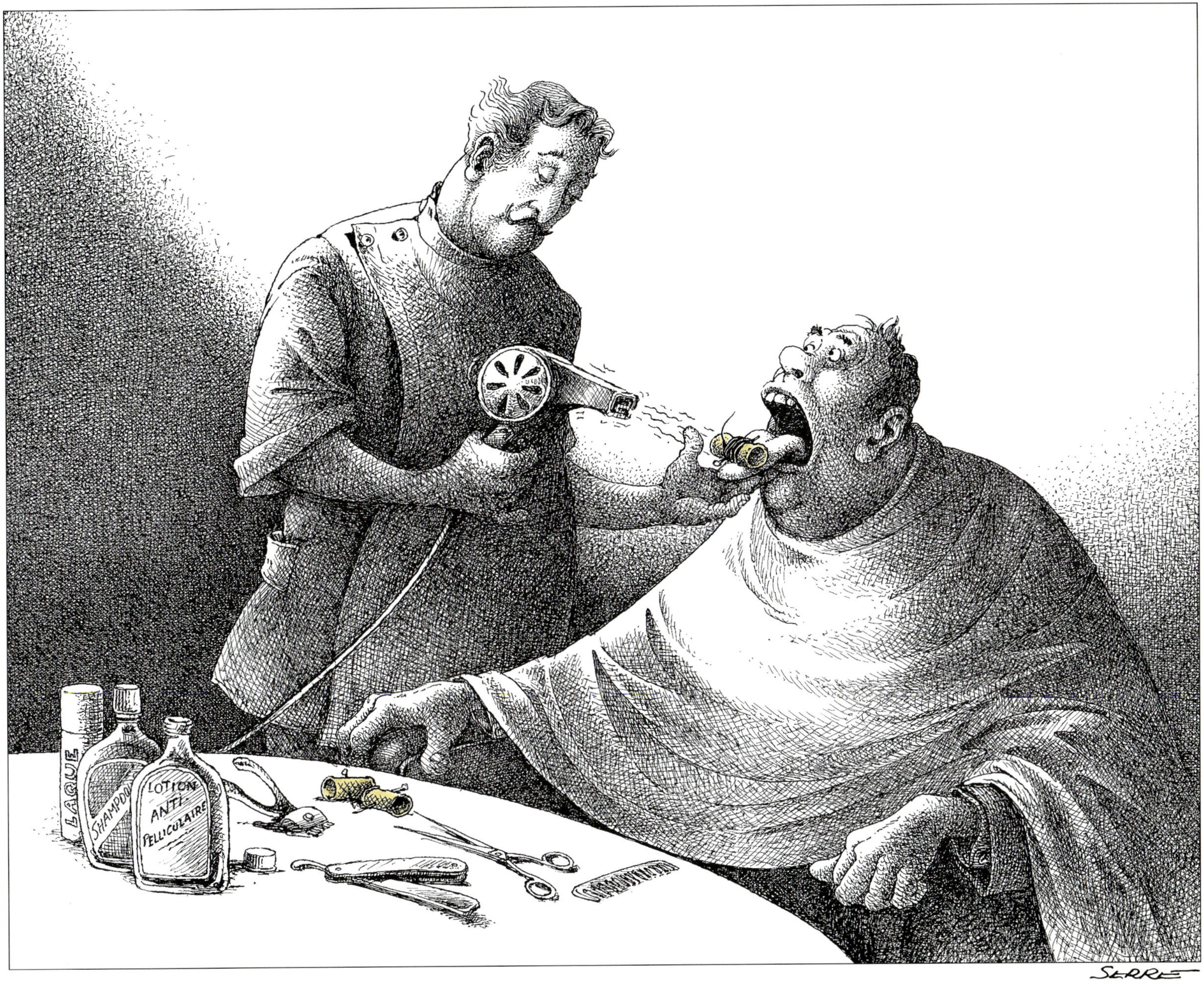
LAQUE
SHAMPOO
LOTION ANTI PELLICULAIRE
SERRE

Du même auteur chez le même éditeur

HUMOUR NOIR ET HOMMES EN BLANC
LE SPORT
L'AUTOMOBILE
SAVOIR-VIVRE
LA BOUFFE
LE BRICOLAGE
LES VACANCES
PETITS ANGES
RECHUTE
LA FORME OLYMPIQUE
ZOO AU LOGIS
VICE COMPRIS
MUSIQUES
PÊCHE ET CHASSE

Du même auteur chez le même éditeur
en collaboration avec Bridenne

FAITES VOS JEUX

Mise en page Christian Blondel

Impression et reliure : Pollina s.a. - 85400 Luçon N° 73121 - Dépôt légal : novembre 1997
Achevé d'imprimer en novembre 1997